A

Alice Pace

WAS PASSIERT,
WENN ES PASSIERT?

WISSENSCHAFT
UNTER DER BETTDECKE

Aus dem Italienischen von
Johannes von Vacano

Atlantik

Die Originalausgabe erschien 2016
unter dem Titel *Hot. La scienza sotto le lenzuola*
bei Codice Edizioni, Turin.

Atlantik Bücher erscheinen im
Hoffmann und Campe Verlag, Hamburg

1. Auflage 2017
Copyright © 2016 by Codice Edizioni, Turin
Illustrationen: Alessandro Damin
Dieses Werk wurde vermittelt durch die
Christina Vikoler Literary Agency, München.
Für die deutschsprachige Ausgabe
Copyright © 2017 by Hoffmann und Campe Verlag, Hamburg
www.hoca.de   www.atlantik-verlag.de
Satz: Farnschläder & Mahlstedt, Hamburg
Gesetzt aus der Sabon
Druck und Bindung: DZS Grafik, Slowenien
Printed in Slovenia
ISBN 978-3-455-70023-7

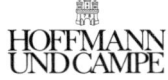

HOFFMANN
UND CAMPE

Ein Unternehmen der
GANSKE VERLAGSGRUPPE

INHALT

10 EINLEITUNG

14 ❤1 WARUM SEX?
14 Die Gene wollen es so
18 Sex hat seinen Preis
21 Die 1001 Spielarten der Begierde

29 ❤2 SEXUALITÄT IST ÜBERALL
29 Sexualität ist nicht (nur) das, was wir tun
30 Wann entwickeln wir unsere Sexualität?
31 Das Abc der sexuellen Identität
39 Der Ursprung von ♂ und ♀
40 Die Wissenschaft von der menschlichen Sexualität

43 ❤3 MIT ALLEN FÜNF SINNEN
43 Die Variablen der Anziehung
44 Das Auge isst mit
48 Ich kann dich gut riechen
50 Musik in meinen Ohren
52 Auf Tuchfühlung

56 ❤4 MUND AN MUND
56 Der Geschmack eines Kusses
58 Küssen wie Gott in Frankreich

59 Biochemische Untersuchungen haben gezeigt, dass …

59 Wie eine Droge

63 Wieso gefällt uns das?

65 Augen auf oder Augen zu?

70 ❤5 ERREGTE GEDANKEN: WAS GESCHIEHT IM GEHIRN?

70 Attraktivität unter Laborbedingungen

73 Welche Hirnareale werden »angemacht«?

78 Pfeilschnell von Neuron zu Neuron:
Neurotransmitter

81 ❤6 PENISHYDRAULIK

81 Wo die Erektion ihren Anfang nimmt

83 Eine Frage der Fluiddynamik

84 Mit Winkelmesser und Lineal

96 ❤7 DIE GEOGRAPHIE DER WEIBLICHEN ERREGUNG

96 Der Atlas der Vulva

98 Lippen und Hügel

99 Das Epizentrum der weiblichen Erektion

101 Wie ist die Vagina aufgebaut?

102 Der G-Punkt – zwischen Mythos und Wahrheit

104 Die Chemie der Vaginalsekrete

110 ❤8 DER LIEBESAKT IN GROSSAUFNAHME

110 Die Phasen des sexuellen Reaktionszyklus

115 Sex mit Stoppuhr

115 Sie oben, er unten (und andersherum):
Was sagt die Wissenschaft?

119 **9** MASTURBATION, JA ODER NEIN?
119 Technisches
120 Wer masturbiert?
123 Das kostet dich dein Augenlicht!
126 Im Gegenteil, es ist gesund
128 Vibration in tausend Gestalten

134 **10** IM ORGASMUSUNTERRICHT
134 Orgasmus, was ist das?
136 Was im Gehirn abläuft
138 Können wir feststellen, ob der andere schummelt?
145 Alle Wege führen zum Orgasmus

149 **11** RUND UM DIE EJAKULATION
149 Wie funktioniert die Ejakulation?
152 Sag mir, was du isst, und ich sag dir, wie du schmeckst
154 Auch Frauen ejakulieren – auf ihre Art
156 Die Geheimnisse des weiblichen Orgasmus
158 Wenn der Orgasmus fehlt: Anorgasmie

164 **12** SOS! CHEMISCHE RETTUNG NAHT
164 Wenn die pharmazeutische Chemie sich
      der Erregung annimmt
168 Formeln hautnah

175 **13** HIGH-TECH-BARRIEREN
175 Eine kurze Geschichte des Kondoms
177 Das Kondom der Zukunft

183 ❤14 EXTREMER SEX
183 Extreme Orte
187 Extreme Substanzen
190 Extreme Mengen: Was ist Sexsucht?

192 Danksagung

ZUSATZINFORMATIONEN UND WISSENSWERTES

 25 Im Namen der Gesundheit
 27 Wieso nachts?
 34 Was heißt Coming-out?
 35 Weder (ausschließlich) hetero, noch (ausschließlich) homo: Geschlechter im Fluss
 38 Wen nennst du hier asexuell?
 61 Der Homunculus
 66 Reichst du mir bitte mal ein paar Mikroben?
 68 Rechts oder links?
 88 Die Hürde der Schwerkraft: erektile Dysfunktion
 92 Enlarge your Penis – Größe ist … teuer!
 94 Warum befinden sich die Hoden außerhalb des Körpers?
 95 Tiefer und tiefer: Ein Zeichen des Alters?
105 Männer, die Frauen unterschätzen
106 Wieso haben Frauen Brüste?
108 Zwei kleine Knöpfe
139 Die Gesichter des Orgasmus
142 Zur Freude der Nachbarn
144 Sexkopfschmerzen

147 Analsex: 5 Dinge, die man wissen sollte

160 Heiße Träume

165 Frauen und der Placebo-Effekt

167 Macht die Antibabypille wirklich dick?

171 Ejakulation: Wann ist sie wirklich »vorzeitig«?

172 Speisen als Aphrodisiakum – ist das wahr?

180 Der Mythos von Coca-Cola als Verhütungsmittel

181 Sex und Menstruation

186 Die Liebe in Zeiten der *Self-driving cars*

188 *Dirty talking* und *Spanking*: importierte Neologismen

189 Manche mögen's »trocken«

EINLEITUNG

Die Liste an Fragen, mit der ich in den vergangenen Monaten Experten, Freunde und Suchmaschinen belagert habe, um Meinungen und Aussagen zu den zahlreichen Themen dieses Buches zu ergattern, ist uferlos. Dabei ging es so manches Mal auch um ziemlich peinliche Details, wobei ich es keinesfalls bereue, Fragen dazu gestellt zu haben. Wenn es eine ganz grundlegende Sache gibt, die mir dank dieses Buches noch klarer geworden ist (und die man wahrscheinlich auch und gerade unter der Bettdecke in die Tat umsetzen sollte), dann die, dass wir uns nie davor scheuen sollten, zu fragen.

Während der Arbeit an diesem Buch habe ich die Gelegenheit gehabt, aus der Nähe zu studieren, wie der menschliche Körper funktioniert: eine Maschine, die mich fasziniert, seit ich ein kleines Mädchen war. Bei den Nachforschungen zum Wie und zum Weshalb unserer intimen Unternehmungen bin ich von Anfang an auf eine ganze Reihe unterschiedlicher Fachrichtungen gestoßen: natürlich auf Medizin und die detaillierte Untersuchung der Zellen, aus denen unser Gewebe besteht, aber auch auf Psychologie, Neurowissenschaften, Chemie, Physik, Materialwissenschaften und sogar den einen oder anderen Aspekt der Archäologie.

Dank der außergewöhnlichen Synergien dieser unterschiedlichen Blickwinkel und Informationen bin ich »weich gelandet«, während ich immer weiterforschte und mich bemühte, mir die Komplexität dieses so faszinierenden, niemals banalen und großenteils noch immer geheimnisvollen Bereichs unseres Lebens anzueignen. Eine Komplexität, die durch dieses Buch handlicher und attraktiver gestaltet werden soll, auch für alle, die auf diesem Gebiet noch Amateurstatus genießen – auf dem Gebiet der Wissenschaft, versteht sich.

Was dürfen wir also erwarten? Keine Enzyklopädie und auch keine Abhandlung zu Physiologie und Anatomie. Und nein, genauso wenig einen praktischen Ratgeber, um im Schlafzimmer punkten zu können (auch wenn wir bei weniger horizontalen Gelegenheiten zahlreiche ebenso neue wie pikante Gesprächsthemen haben werden). Stattdessen werden wir eine Reise unternehmen: von den ersten Symptomen der körperlichen Anziehung bis hin zu dem, was in unserem Inneren während des Geschlechtsverkehrs geschieht, und ohne auf dem Weg dorthin den Kuss, das Vorspiel und die Prozesse der Erregung zu vernachlässigen. Auf jeder dieser »Etappen« werden – ausgehend von unserer Alltagserfahrung, aber immer durch die Brille der Wissenschaft und unter Vermeidung der Ammenmärchen und Irrtümer, die das Thema umgeben – die kuriosesten Aspekte betrachtet und erklärt, mit all ihren bizarren und – wieso auch nicht? – unterhaltsamen Spielarten.

Ich hoffe, dabei zumindest einen Bruchteil des Staunens vermitteln zu können, in das ich selbst verfalle bin, wenn ich immer wieder plötzlich auf Daten, Erklärungen oder Untersuchungen gestoßen bin, die weit über meine Erwartungen und Vorstellungen hinausgingen. Und es würde mich freuen, wenn die Fragen, denen ich mich hier nicht gestellt habe oder die offenbleiben müssen, oder die noch immer kontrovers diskutierten Themen, für den Leser keinen Mangel darstellten, sondern eine Anregung, um die eigene Neugier ins Spiel zu bringen und, im richtigen Augenblick, die Fantasie …

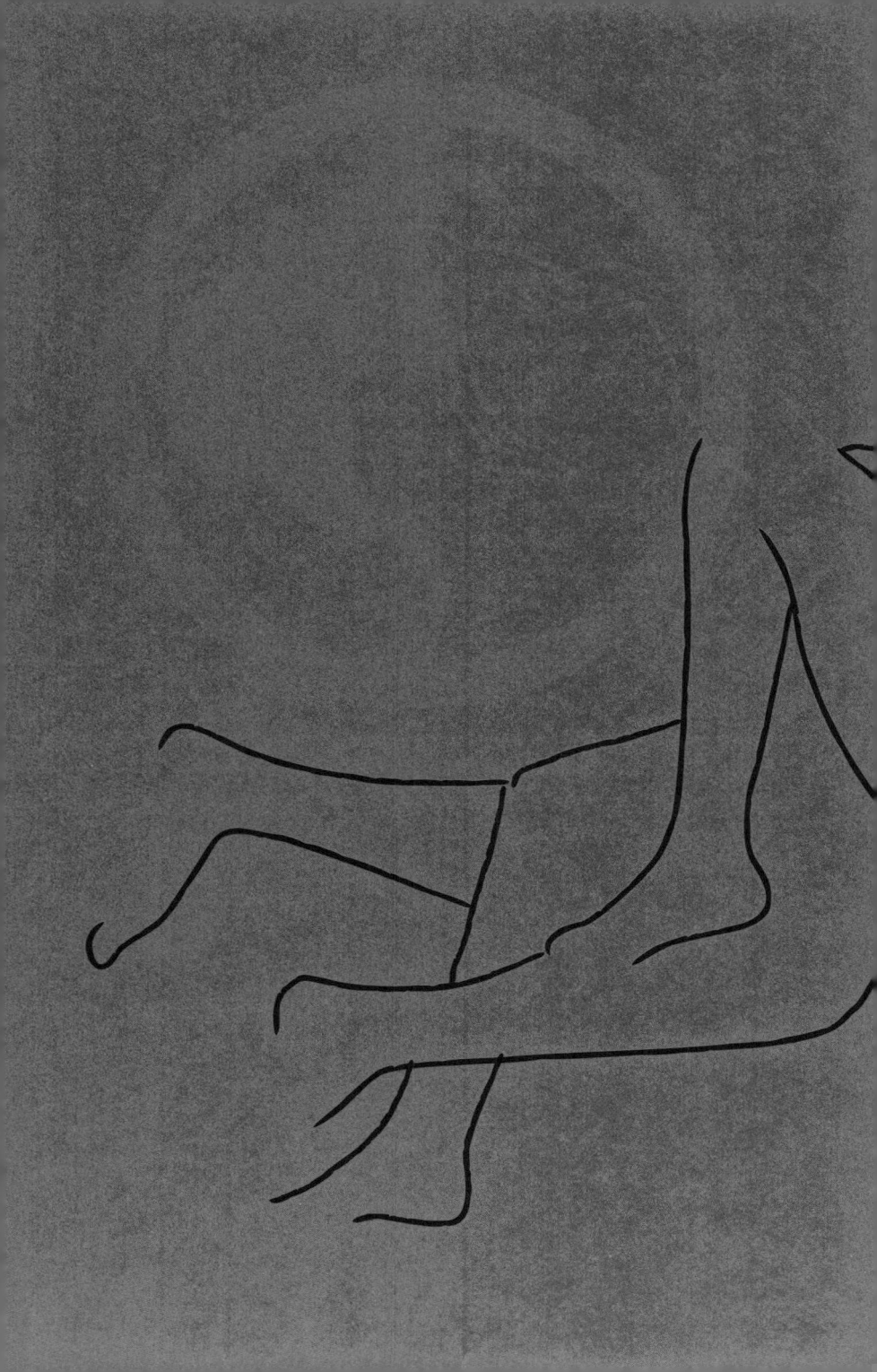

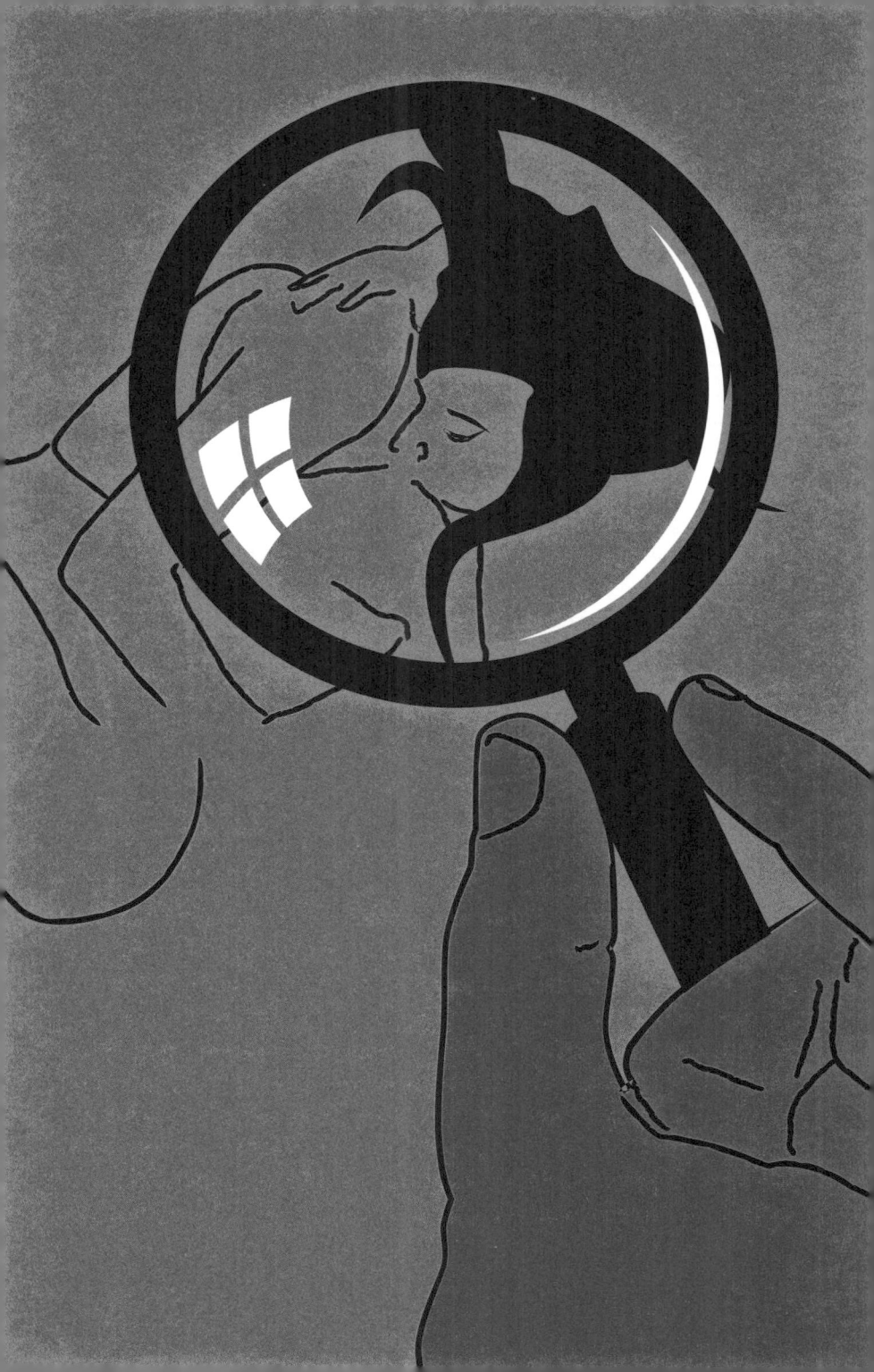

WARUM SEX?

Ich bin müde. Ich muss morgen früh raus.
Ich habe Kopfschmerzen. Wenn wir nicht können
oder wollen, hat jeder von uns seine ganz persönliche
Liste an rationalen und körperlichen Gründen parat, um
nein zu sagen. Sollte uns jedoch, andersherum, jemand
auf der Straße fragen, weshalb wir Menschen in der
Abgeschiedenheit unserer Schlafzimmer, auf dem aus-
geleierten Rücksitz eines Autos oder mitten auf einem
menschenleeren Strand auf einmal von der Lust gepackt
werden und »es« an Ort und Stelle tun, würden wir zwei-
fellos ganz anders antworten als das nächste Kapitel.
Und höchstwahrscheinlich mit mehr Sex-Appeal.
Aber könnten wir unsere Antwort auch
wissenschaftlich begründen?

DIE GENE WOLLEN ES SO

Denkt man kurz darüber nach, kommt es einem sicher in den
Sinn, dass wir diese sehr angenehme Strategie des Zusammenseins
nur deshalb entwickelt haben, um uns fortzupflanzen und dafür
zu sorgen, dass unsere Spezies nicht ausstirbt. Tja, schon haben
wir es mit dem typischen und am weitesten verbreiteten Missver-
ständnis der gesamten Evolutionstheorie zu tun: Das ist ein völlig
falsches Konzept, kein Organismus pflanzt sich allein aus dem
Grund fort, um das Überleben der Art sicherzustellen. Evolutions-
experten gehen direkt ans Eingemachte: Wenn der Mensch, wie
fast alle anderen Säugetiere – oder besser: Wirbeltiere –, sich die

Zeit nimmt und die Lust aufbringt, zu kopulieren, dann, weil es sich um das effizienteste System handelt, die *eigenen* Gene an die nachfolgenden Generationen weiterzugeben. Und zwar durch die Kombination der beiden Hälften des elterlichen Erbguts. Das ist also ein vollkommen egoistisches Prinzip.

Das genetische Material, das Mann und Frau für die Zeugung der Nachkommenschaft zur Verfügung stellen, besteht aus je 50 %

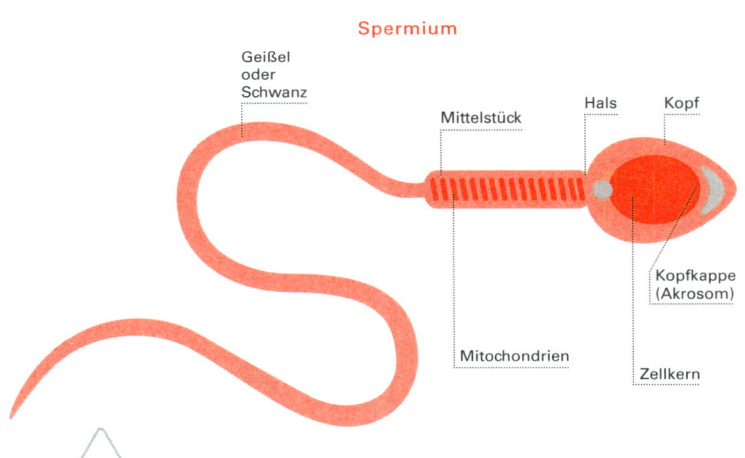

Spermium

Geißel oder Schwanz

Mittelstück

Hals

Kopf

Kopfkappe (Akrosom)

Mitochondrien

Zellkern

Spermien haben einen einzigen Lebenszweck: Die Eizelle zu befruchten. Sie sind grandiose Schwimmer, was sie einer sehr aerodynamischen Form und einem im Vergleich zu ihrem Körper extrem langen Schwanz (der Geißel) verdanken, der bis zu 60 Mikrometer erreichen kann (das sind 60 Tausendstel Millimeter). Sie benötigen eine ganze Menge Energie für ihre Bewegung, und zu diesem Zweck sitzen an ihrem Schwanzansatz zahlreiche Mitochondrien, die diese Energie über den Prozess der Zellatmung produzieren. Um die Schwelle zur Eizelle zu überschreiten und sie zu befruchten, sind sie am vorderen Teil des Kopfes mit dem sogenannten *Akrosom* ausgestattet, der Kopfkappe, die einen kleinen Vorrat an Verdauungsenzymen enthält. Diese durchbrechen bei Kontakt die Zellwand des Eis und ermöglichen so die Verschmelzung der Gameten.

Abbildung 1 Steckbrief der Geschlechtszellen: das Spermium

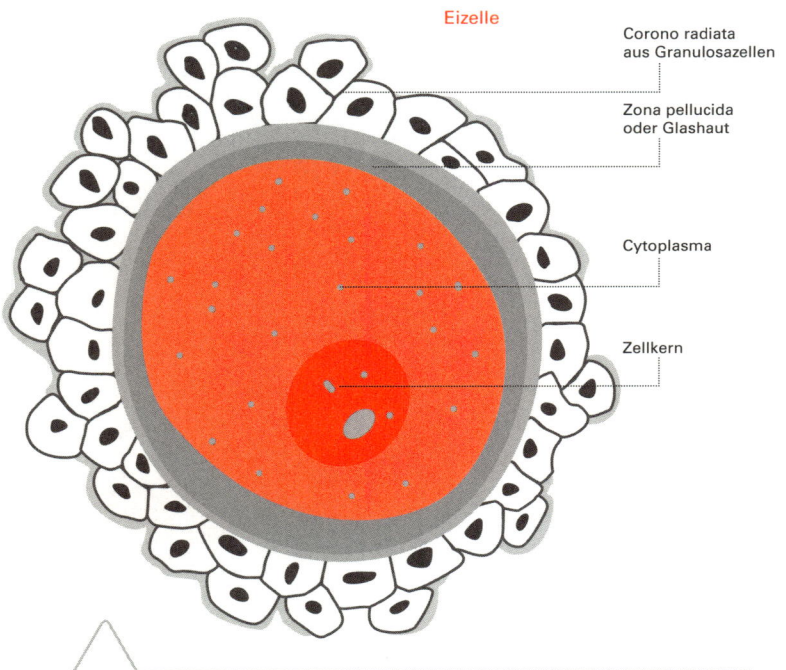

Eizelle

Corono radiata
aus Granulosazellen

Zona pellucida
oder Glashaut

Cytoplasma

Zellkern

Mit einem Durchmesser von etwa 150 Mikrometern gehört die Eizelle zu den größten des menschlichen Körpers und ist die einzige, die auch ohne Mikroskop betrachtet werden kann. Im Gegensatz zum Spermium kann sie sich nicht bewegen; ihr Zweck besteht darin, den männlichen Gameten aufzunehmen und die nach der Befruchtung benötigten Nährstoffe bereitzustellen. Zellkern und Cytoplasma der Eizelle sind von einer dicken Schutzhülle umgeben, der sogenannten *Zona pellucida* (oder Glashaut), die Rezeptoren für die Spermien enthält sowie bestimmte Stoffe, die während der Entwicklung des Embryos benötigt werden. Kleine, an ihrer Außenseite verankerte Follikelzellen bilden die sogenannte *Corona radiata*, deren Hauptaufgabe darin besteht, die Eizelle mit lebenswichtigen Proteinen zu versorgen. Hat eine Befruchtung stattgefunden, nistet sich die nunmehr diploide Zelle in der Gebärmutterhöhle ein, und es entwickelt sich daraus ein neues Individuum. Andernfalls wird die unbefruchtete Eizelle während der Menstruation ausgestoßen.

Abbildung 2 Steckbrief der Geschlechtszellen: die Eizelle

Quelle: Miller-Keane Encyclopedia & Dictionary of Medicine, Nursing, & Allied Health, Saunders 2003

des Chromosomensatzes des jeweiligen Partners, also aus 23 der insgesamt 46 Chromosomen. Diese Auswahl lagert im Zellkern des Spermiums bzw. in der Eizelle, den sogenannten *Gameten* (Keimzellen). Nur durch die geschlechtliche Fortpflanzung können die Gameten miteinander in Berührung kommen und nur so haben sie die Möglichkeit, ihre jeweiligen Zellkerne in einer von Grund auf neuen Zelle zu verschmelzen, der sogenannten *Zygote*. Mithilfe eines Multiplikationsmechanismus, der *Mitose*, entwickelt sich aus dieser Zelle ein unabhängiges Individuum, ausgestattet mit einem vollständigen Chromosomensatz und niemals vollkommen identisch mit dem Vater oder der Mutter – so wie jeder von uns.

Am Ursprung dieser Abfolge von Ereignissen befindet sich die *Meiose*, der Teilungsprozess, der die vollständige (*diploide*) Chromosomenausstattung einer Zelle des Elternteils halbiert und so die Bildung der Gameten herbeiführt. Diese besitzen schließlich nur einen halben Chromosomensatz (und werden daher *haploid* genannt), der jedoch von Mal zu Mal eine unterschiedliche Kombination aufweist. So bahnen sie der genetischen Vielfalt den Weg, auf der die natürliche Auslese und die Evolution basieren. Und wenn zwei Gameten zusammenfinden und die Befruchtung erfolgt, ergibt sich daraus eine weitere neue Kombination von Chromosomen. Durch die wechselnde Abfolge von Meiose und der Verschmelzung von Gameten werden die alten Genkombinationen aufgetrennt und im Verlauf der Generationen durch neue Kombinationen ersetzt. Das spiegelt sich in den von Individuum zu Individuum verschiedenen Eigenschaften wider, die auf diese Weise sozusagen »auf ihre Tauglichkeit hin geprüft werden«.

SEX HAT SEINEN PREIS

Im Urlaub am Meer hat wohl jeder von uns schon einmal einen Seestern gesehen, der sich lasziv auf einem Felsen oder dem sandigen Meeresboden gerekelt hat. Oder natürliche Schwämme, die unendlich weich und mit ihren tausend Poren auf dem nahen Markt feilgeboten werden. Wenige wissen jedoch, dass einige dieser Sterne in der Lage sind, sich aus einem einzelnen Arm vollständig zu regenerieren. Und dass Schwämme sich unter bestimmten Umständen mithilfe von kleinen Knospen (*Gemmulae*) vermehren, die sich von ihrer Oberfläche lösen.

Hätten unsere Augen darüber hinaus die Fähigkeit, wie unter dem Mikroskop auch die kleinsten Lebensformen zu betrachten, etwa Bakterien, würden wir sehen, dass eine große Zahl an Organismen sich fortpflanzen kann – ohne die geringste Spur eines Paarungsvorgangs. Zu diesen Organismen gehören zahlreiche Pflanzen und einige Tiere, wie zum Beispiel *Planaria torva*, ein kleiner, in Süßwasser lebender Plattwurm: Schneidet man ihn in zwei Hälften, regeneriert er sich und existiert fortan in Gestalt zweier unabhängiger Individuen, die sich gleichen wie ein Ei dem anderen.

Ganz offensichtlich ist es in der Natur nicht unbedingt notwendig, sich zu paaren, um neue Exemplare der eigenen Spezies hervorzubringen und neue Lebensräume zu kolonisieren. Betrachtet man die Sache rein wirtschaftlich, also im Hinblick auf die Kosten, fällt die asexuelle Fortpflanzung außerdem viel sparsamer aus als die geschlechtliche. Zeitlich gesehen ist sie eindeutig schneller, weil keine Gameten ausgebildet werden müssen. Was die Ressourcen angeht, können auch die komplizierten Apparate eingespart werden, auf die sich der Vorgang der Befruchtung stützt, wie etwa Männchen, die folgerichtig bei bestimmten Spezies gar nicht vorkommen. Ganz abgesehen davon, dass diese Form der Fortpflanzung auch als sicherer angesehen werden kann: Da die Prozesse rund um das Genom simpler gestaltet sind, ist dieser Vorgang wahrscheinlich auch weniger anfällig für Fehler.

Aber wenn es so aufwendig ist und wenn eine Alternative existiert, wieso schlägt dann die überwältigende Mehrheit der Organismen den Weg der geschlechtlichen Fortpflanzung ein? Bietet sie wirklich derart überragende Vorteile? Wie bereits angedeutet, ist die ungeschlechtliche Vermehrung ein eher konservatives Phänomen: Sie produziert Nachkommen, die genetisch mit dem Erzeuger identisch sind. Die geschlechtliche Fortpflanzung, die eine vollkommen zufällige Vermischung der elterlichen Genome bewirkt, führt hingegen neue Eigenschaften ein oder, anders gesagt, potenzielle Veränderungen der Spezies. Verfügt also eine ungeschlechtliche Kreatur über Gene, die hervorragend an einen bestimmten Lebensraum angepasst sind, dann werden ihre Kinder (in demselben Lebensraum) gut überleben können. Aber wenn sich der Lebensraum verändert – und meist geschieht das auf unvorhersehbare Weise –, haben geschlechtliche Lebewesen gerade aufgrund neuer Eigenschaften bessere Überlebenschancen: Sie haben eine überlegene Anpassungsfähigkeit an neue Bedingungen.

Die geschlechtliche Fortpflanzung ermöglicht es also, eine ideale Gen-Kombination zu entwickeln, obwohl diese schon in der nächsten Generation unweigerlich neu gemischt wird. Der Vorteil der Neuanordnung liegt ganz konkret vor allem in der Möglichkeit, nachteilige Mutationen auszumerzen, und darin, neue und verschiedenen Kombinationen auszubilden, die in der Lage sind, sich immer effektiver gegen Parasiten und Krankheiten zu wehren, deren Evolutionsprozesse wiederum schneller ablaufen als die ihrer Wirte.

Bislang hat die Wissenschaft auf unsere zu Beginn formulierte Frage noch keine universell anerkannte Antwort gefunden. Wir wissen nicht einmal mit Sicherheit, wann die geschlechtliche Fortpflanzung ihr Debüt in der Welt der Lebewesen gemacht hat. Dass die geschlechtlich bedingte Option wahrscheinlich am weitesten verbreitet ist, weil sie die genetische Vielfalt erhöht und somit auch die Anpassungsgeschwindigkeit der Populationen, bleibt jedoch aus evolutionsgeschichtlicher Sicht vorerst die Hypothese mit der höchsten Gewinnquote.

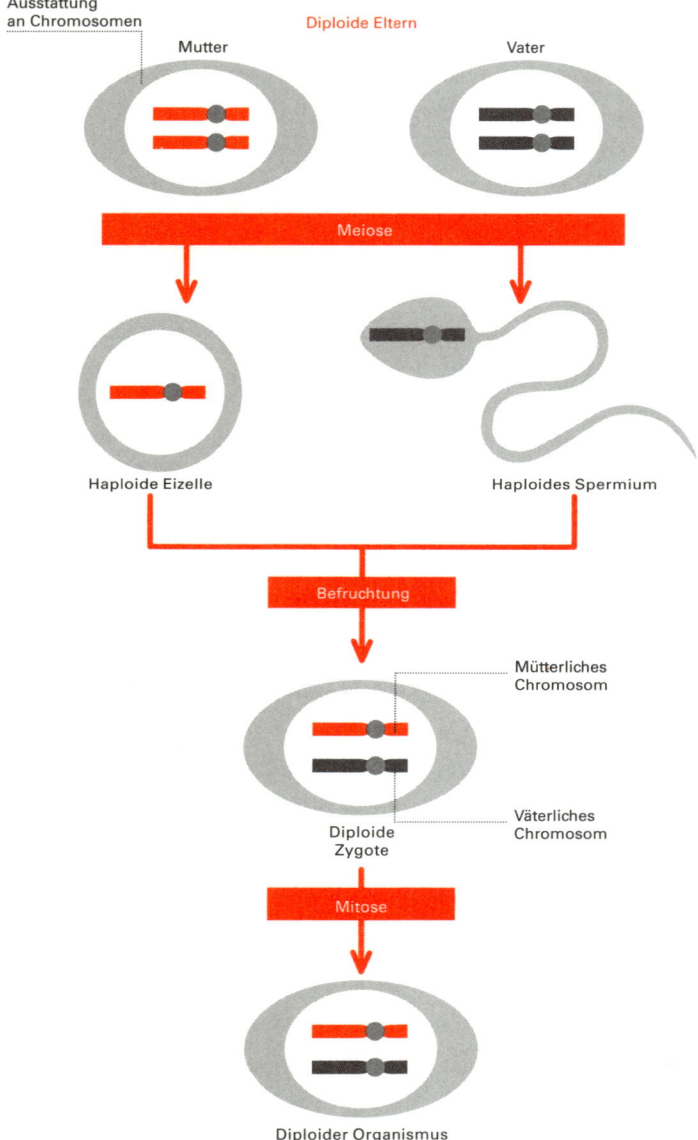

Ausstattung an Chromosomen

Diploide Eltern

Mutter — Vater

Meiose

Haploide Eizelle — Haploides Spermium

Befruchtung

Mütterliches Chromosom

Väterliches Chromosom

Diploide Zygote

Mitose

Diploider Organismus

Abbildung 3 Die geschlechtliche Fortpflanzung erhöht die Anzahl neuer genetischer Kombinationen. Die wichtigsten Vorgänge bei der Neukombinierung sind die Meiose und die Befruchtung.

Kurz gesagt: Sex ist demnach also nicht einfach eine Möglichkeit, uns fortzupflanzen, sondern vielmehr die Strategie, die wir entwickelt haben, um eine Eintrittskarte für das nächste Stadium der Evolution zu ergattern.

DIE 1001 SPIELARTEN DER BEGIERDE

Wir haben noch keine Antwort auf die Frage gefunden, warum wir »es« so gerne tun. Aus welchem Grund entsteht sexuelles Verlangen, oder besser gesagt, warum hat die Evolution sich für sexuelles Verlangen entschieden? Eine allgemein akzeptierte Erklärung besagt, dass es sich dabei um das Ergebnis der Auslese zwischen den Geschlechtern handelt, mit dem Ziel, bei den Männchen unserer Spezies die Vaterschaftssicherheit (*paternity confidence*) zu erhöhen (d.h. die Annahme, tatsächlich der Vater eines etwaigen Kindes zu sein). Das wiederum geschieht demnach durch den ausgedehnten physischen Kontakt zwischen Männchen und Weibchen, der im Wesentlichen damit zusammenhängt, dass das Männchen keine Möglichkeit hat, den Augenblick des Eisprungs und somit den idealen Zeitpunkt für die Empfängnis festzustellen.

Fragt man nun danach, welcher Mechanismus in jedem Einzelnen von uns sexuelles Verlangen auslöst, wird die Sache (sofern das überhaupt geht) noch komplizierter. In den allermeisten Fällen ist es jedenfalls mit Sicherheit nicht die Absicht, neues Leben zu zeugen – ohne dem Konzept der Vermischung der Gene zu nahe treten zu wollen. Aber anders ließen sich Verhütungsmittel nicht erklären und genauso wenig Sex jenseits des fruchtbaren Alters. Und erst recht nicht all die verschiedenen Praktiken und Stellungen (ja, später werden wir das alles haarklein erklären), die rein gar nichts mit der Empfängnis zu tun haben und dennoch grundlegender Bestandteil der Intimsphäre sind.

Fakt ist: Obwohl man »es« tun muss, um sich fortzupflanzen, spielt Sex häufig in Situationen eine entscheidende Rolle, in denen

Fortpflanzung das Letzte ist, woran wir denken, und in denen – in Aussicht auf einen sich ganz und gar selbst genügenden Akt – allein die Lust entscheidet.

Tatsächlich besagt eine Hypothese, dass wir den Drang zu Sex verspüren, weil er Lustgefühle erzeugt. Eine Idee, die auf Anhieb gar nicht so abwegig erscheint, aber letzten Endes nicht alles erfassen kann. Denken wir darüber hinaus an Selbstbefriedigung: Wenn wir tatsächlich so großes Verlangen verspüren, können wir uns die Lust nicht auch ganz allein verschaffen? Das wäre auch viel weniger kompliziert. Wieso sich die Mühe machen, einen Partner oder eine Partnerin zu finden?

Zu den interessantesten Theorien, mit denen die Wissenschaft dieses Bedürfnis zu erklären versucht, gehört die Annahme, dass wir nicht nur eine körperliche Erregung befriedigen wollen, sondern dass unser Verlangen, unseren Leib mit dem eines anderen zu verschmelzen, Teil eines viel weiter reichenden Begehrens sei: Bindungen zu erzeugen und zwischenmenschliche Dynamiken auszulösen. Bei genauerem Hinsehen stellen wir uns auch während unseres Strebens nach Lust durch Masturbation wohl kaum blühende Wiesen und den blauen Himmel vor, sondern viel eher die Berührung mit einer anderen Person. In erster Linie treibt uns einigen Forschern zufolge also der Wunsch nach Bindungen mit anderen zum Sex. Ein Wunsch, der direkt aus unserem Menschsein und seinem sozialen Wesen hervorgeht.

Auf der Suche nach Antworten hat vor einigen Jahren ein unerschrockenes Forscherduo der University of Texas in Austin eine Studie durchgeführt, bei der eine große Anzahl von Studenten und Freiwilligen nach den wichtigsten, aktuellen oder früheren, Beweggründen für Sex befragt wurde. Die Liste wurde anschließend in der Fachzeitschrift »Archives of Sexual Behavior« veröffentlicht und ist quasi endlos. Das verdeutlicht, dass allein in Bezug auf die psychologischen Mechanismen die Antworten weit weniger banal ausfallen als angenommen. Vom großzügigen »Ich wollte meinen Partner befriedigen« über das hinterhältige »Ich wollte mich an meinem Partner dafür rächen, dass er mich angelogen hat« und ein ehrliches »Ich war betrunken« bis hin zum spirituellen »Ich wollte mich Gott näher fühlen« – die Wissenschaftler haben bei dieser Studie sage und schreibe 237 unterschiedliche Begründungen verzeichnet, bei insgesamt 444 Probanden. Sie lassen sich bei genauerer Betrachtung in vier Hauptkategorien einteilen, die jeweils noch weitere Untergruppen besitzen:

Körperliche Gründe, wie das Bedürfnis, Stress abzubauen (»Es entspricht einem guten Workout«), Lust zu empfinden (»Es ist erregend«), neue Erfahrungen zu machen (»Ich war neugierig«) oder körperliche Attraktion zum Partner (»Die Person, mit der ich es getan habe, konnte gut tanzen«).

Das Erreichen eines bestimmten Ziels in praktischer Hinsicht (»Ich wollte ein Kind«), in Bezug auf den sozialen Status (»Ich wollte beliebt sein«) oder Rache (»Ich wollte jemanden mit einer Geschlechtskrankheit anstecken«).

Gefühle wie Liebe und das Herstellen einer Beziehung (»Ich wollte eine Bindung empfinden«) oder Dankbarkeit (»Ich wollte mich bedanken«).

Unsicherheit, also Fragen des Selbstvertrauens (»Ich wollte Aufmerksamkeit«), Pflichtgefühl oder Druck (»Mein Partner hat nicht lockergelassen«) oder aus Angst, den Partner zu verlieren (»Ich wollte verhindern, dass mein Partner fremdgeht«).

Die Gewinner? Über 1500 Personen wurden auf Grundlage des vollständigen Katalogs befragt, um eine regelrechte Hitliste der häufigsten Antworten zu erstellen, unterteilt in Männlein und Weiblein. Auf der folgenden Seite sind die Top 20 abgedruckt – für alle, die wirklich wissen wollen, was unseren potenziellen Partnern da draußen durch den Kopf geht.

	Frauen (1046 Antworten insges.)	Männer (503 Antworten insges.)
1.	Ich fand die Person attraktiv	Ich fand die Person attraktiv
2.	Ich wollte körperliche Lust empfinden	Es fühlt sich gut an
3.	Es fühlt sich gut an	Ich wollte körperliche Lust empfinden
4.	Ich wollte Zuneigung zu der Person zeigen	Es macht Spaß
5.	Ich wollte meine Liebe zu der Person ausdrücken	Ich wollte Zuneigung zu der Person zeigen
6.	Ich war sexuell erregt und wollte die Befriedigung	Ich war sexuell erregt und wollte die Befriedigung
7.	Ich war »scharf«	Ich war »scharf«
8.	Es macht Spaß	Ich wollte meine Liebe zu der Person ausdrücken
9.	Mir wurde klar, dass ich verliebt war	Ich wollte einen Orgasmus
10.	Es war »im Eifer des Gefechts«	Ich wollte meinen Partner befriedigen
11.	Ich wollte meinen Partner befriedigen	Ich fand die Person körperlich sehr anziehend
12.	Ich wünschte mir emotionale Nähe (z. B. Intimität)	Ich wollte einfach nur Lust verspüren
13.	Ich wollte einfach nur Lust verspüren	Es war »im Eifer des Gefechts«
14.	Ich wollte einen Orgasmus	Ich wünschte mir emotionale Nähe (z. B. Intimität)
15.	Es ist aufregend, ein Abenteuer	Es ist aufregend, ein Abenteuer
16.	Ich wollte mich mit der anderen Person verbunden fühlen	Die Person hatte einen attraktiven Körper
17.	Ich fand die Person körperlich sehr anziehend	Mir wurde klar, dass ich verliebt war
18.	Es war ein romantisches Ambiente	Die Person hatte ein attraktives Gesicht
19.	Die andere Person begehrte mich sehr	Die andere Person begehrte mich sehr
20.	Die andere Person gab mir das Gefühl, sexy zu sein	Ich hatte Lust auf ein Abenteuer/ auf Spaß

Tabelle 1

Im Namen der Gesundheit

Er beugt der Alterung vor, stärkt das Immunsystem, hält den Blutdruck in Schach und sogar den Cholesterinspiegel: Nachweise für den potenziellen gesundheitlichen Nutzen von Sex gibt es mehr als genug. Darüber hinaus versetzt der sexuelle Akt ausnahmslos alle Abteilungen des Körpers in Bewegung, von den labyrinthischen Netzen des Gehirns bis hin zu den feinsten Kapillaren des Blutkreislaufs, von den Poren der Haut bis zu den Nervenfasern in unseren Zehen. Im Folgenden einige der kuriosesten Entdeckungen, die sich wunderbar als Vorwand eignen, um »es« häufiger zu tun.

Besser als Kamillentee

Steht morgen ein Meeting mit dem Chef an? Kein Problem. Sobald die Präsentation steht, muss man sich nur noch gut ausruhen und früh ins Bett gehen. Aber Vorsicht: Statt sich von Unruhe gebeutelt hin und her zu wälzen, sorgt ein gründliches Tête-à-Tête mit dem Partner viel eher dafür, dass man am nächsten Tag voller Elan und mit wachem Verstand eine Glanznummer hinlegt. Es ist nachgewiesen, dass Geschlechtsverkehr am Vorabend einer belastenden Verpflichtung – wie etwa einem Vortrag vor Publikum – ein wahres Wundermittel darstellen kann, um mit Stress fertigzuwerden. Vor allem dann, wenn er im Orgasmus gipfelt, dank der Wirkung der Hormone, die dabei ausgeschüttet werden, wie etwa Oxytocin (das später im Buch noch eine Rolle spielen wird). Für alle, die Probleme beim Einschlafen haben, könnten außerdem ein paar Minuten Selbstbefriedigung eine wirkliche Alternative zum klassischen Gute-Nacht-Kamillentee darstellen. Mit dem Vorteil, dass man nicht einmal warten muss, bis das Wasser seinen Siedepunkt erreicht.

Schmerzen?
Nimm doch einen Orgasmus

Bevor wir uns mit Pillen vollstopfen, weil wir Schmerzen im Rücken oder in den Gelenken haben, und selbst bei Regelbeschwerden verschreiben wir uns doch lieber eine gesunde Dosis sexueller Aktivität. Glaubt man Experimenten, die an Tieren und Menschen durchgeführt wurden, kann nämlich eine Stimulierung intimer Bereiche bis zum Erreichen des Orgasmus dazu beitragen, die Schmerzgrenze auf zerebraler Ebene deutlich anzuheben. Das hilft dabei, die Schmerzen zu lindern oder erträglicher zu machen. Ein natürliches Schmerzmittel, das in manchen Fällen sogar gegen starke Migräne helfen konnte.

Zum Wohle der Prostata

Mindestens vier Ejakulationen pro Woche im Alter zwischen 20 und 50 Jahren senken das Risiko für Prostatakrebs um ein Drittel (im Vergleich zu Männern, die im selben Zeitraum durchschnittlich weniger als drei verzeichnen): Das geht aus den Daten weitreichender Studien hervor, die in Australien und den Vereinigten Staaten durchgeführt wurden. Eine der Theorien der Wissenschaftler lautet dabei, dass die regelmäßige »Leerung« der Prostata es gestattet, mögliche krebserregende Moleküle »auszuspülen« und außerdem die Konzentration chemischer Stressindikatoren zu senken, die möglicherweise mit bestimmten Tumoren zusammenhängen.

Schlafzimmergymnastik

Statt vor dem Fernseher vor uns hin zu vegetieren, können wir mit einer Runde Sex im Durchschnitt etwa fünfmal so viele Kalorien verbrennen. Je intensiver der Grad der Bewegung, desto höher der Ertrag, versteht sich. Darüber hinaus erhöht Sex den Herzrhythmus und stellt ein leichtes bis mittleres Training für bestimmte Muskelgruppen da, vor allem an Bauch, Brust und Po.

Die Kreativeren unter uns können gleich noch ein paar Dehn-übungen mit einbauen. Damit kann man zwar die Kilometer auf dem Laufband oder die nächste Pilates-Stunde nicht ersetzen, aber mal ehrlich: Macht es (wenn man sich halbwegs geschickt anstellt) nicht viel mehr Spaß?

Wieso nachts?

Am Wochenende schiebt man das Frühstück gerne mal großzügig in den Vormittag, vor allem dann, wenn es am Abend zuvor spät geworden ist. Lassen uns die beruflichen oder universitären Ver-pflichtungen etwas mehr Spielraum und sind wir auch zeitlich flexibler als sonst, wirkt sich das unausweichlich auch auf unsere täglichen Gewohnheiten aus. Ja, auch auf die »heißeren«. Ganz allgemein macht für viele das Kurvendiagramm sexueller Aktivi-tät zum Wochenende hin einen ordentlichen Sprung. Und es gibt nicht nur einen wöchentlichen Zeitplan: Auch auf die 24 Stun-den eines Tages gerechnet scheinen bestimmte Uhrzeiten für den Sex besonders geeignet. Dabei zeichnen sich insbesondere zwei »heiße Phasen« ab: die erste liegt zwischen 23 Uhr und 1 Uhr nachts und ist ganz gut besucht; die zweite beginnt gegen 6 Uhr morgens. Kurz gesagt: dann, wenn die Mehrzahl der Menschen im Bett ist – vor dem Einschlafen und vor dem Aufstehen, um zur Arbeit zu gehen. Das unterstreicht, dass auch hier die soziale Komponente eine Rolle spielt.

Aber inwieweit ist unsere Sexualroutine von soziokulturellen Konventionen bestimmt? Wie steht die Biologie dazu? Einige Wissenschaftler haben hierauf eine Antwort gesucht, vornehm-lich ein paar Experten auf dem Gebiet des circadianen Rhythmus (das ist der interne »Timer« des Organismus, der unsere physio-logischen Rhythmen an die Abfolge von Tag und Nacht an-gleicht). Hierfür haben sie einige Personengruppen spezifischen Tests unterzogen, aus denen das Auswahlkriterium für den jewei-ligen Moment hervorging, in dem sie miteinander geschlafen oder sich selbst befriedigt haben. Unterm Strich kam heraus, dass man zwar einen gewissen inneren Drang nicht ausschließen kann, dass aber die hauptsächlichen Faktoren für die Stunde X die Arbeitszeit, die familiären Verpflichtungen und die (zeitliche) Verfügbarkeit des Partners sind. Wenn also unsere sexuelle Uhr auf den späten Abend oder den frühen Morgen gestellt ist, so ist die Ursache hierfür nach heutigem Stand eher in unserer Bequemlichkeit oder praktischen Gründen zu suchen als im Spiel unserer Hormone.

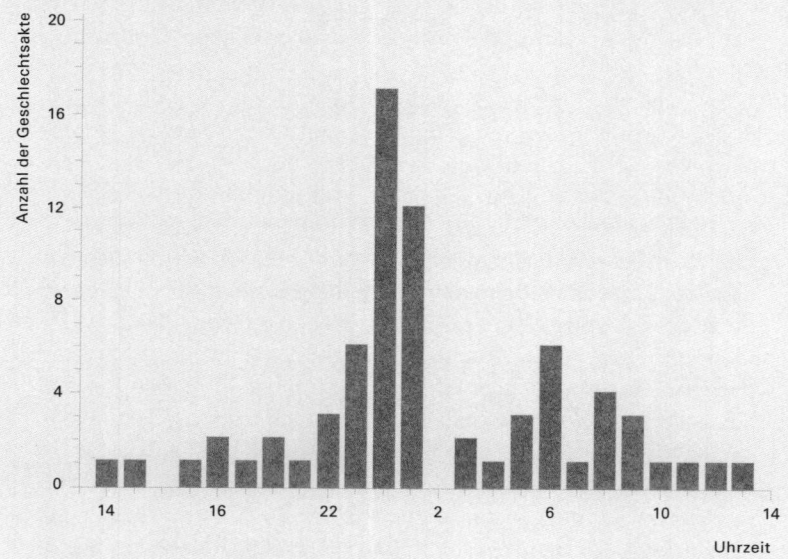

Abbildung 4 Die Stoßzeiten für Sex? Einigen Umfragen zufolge sind es die hier dargestellten (basierend auf 71 Fällen von Geschlechtsverkehr).

SEXUALITÄT IST ÜBERALL

Ganz recht: Die Versatzstücke, aus denen sich unser
Sexualleben zusammensetzt, reichen viel weiter als nur bis
zur Wärme der Bettdecke und der Kühle der Laken. Und nein,
das soll niemanden dazu animieren, an merkwürdigen Orten
loszulegen (dazu kommen wir vielleicht ein paar Kapitel weiter).
Vielmehr wollen wir nach und nach alle Faktoren, alle Erfahrungen und alle Variablen zutage fördern, die uns zu einem
Geschlechtsakt animieren; dazu, es in genau diesem Augenblick zu tun, mit genau diesem Partner und auf genau diese
Weise. Es handelt sich dabei um einen Prozess, der noch vor
unserer Geburt zu keimen beginnt und sich über den
gesamten Verlauf unserer Existenz hinweg mit uns
fortentwickelt: unsere Sexualität.

SEXUALITÄT IST NICHT (NUR) DAS, WAS WIR TUN

Denken wir uns einen Eisberg: die gefrorene Spitze, die aus dem
Meer ragt, und die enorme Eismasse, die unsichtbar unter der
Wasseroberfläche verborgen bleibt. Wenn wir uns mit unserem
Partner auf sexuelle Abenteuerfahrt begeben, erleben wir nur den
Gipfel des sichtbaren Anteils jener immensen Summe von Nuan-
cen, die uns als sexuelle Wesen ausmacht. Und auch all jene, die
keinen oder nur wenig Sex praktizieren, tragen stets ihre Sexuali-
tät mit sich herum.

Was genau ist eigentlich Sexualität? Die Weltgesundheitsorgani-
sation definiert sie als einen zentralen Aspekt der menschlichen

Existenz. Dazu gehören die Gedanken, die Wünsche, die Phantasien, die Haltung, die Überzeugungen, die Glaubenssätze, die Werte, die Beziehungen, die Einstellungen und die Rollenbegriffe in Zusammenhang mit der sexuellen Praxis und der sexuellen Orientierung, mit der geschlechtlichen Identität, mit der Fortpflanzung, mit Lust und Erotik. Ein Aspekt, der nicht nur grundlegend mit den individuellen Faktoren unseres Lebens verbunden ist, sondern auch mit seinen sozialen, wirtschaftlichen, politischen, kulturellen, ethischen, legalen, historischen, religiösen und spirituellen Facetten.

Es handelt sich also um ein übergreifendes Konzept, das unsere gesamte Persönlichkeit durchdringt und viel mehr umfasst als nur unser Verhalten im Schlafzimmer. Es ist ein regelrechtes Kondensat aller Variablen, die wir als unbewusstes Gepäck bei uns haben, wann immer wir einen sexuellen Akt vollziehen oder ihn uns auch nur vorstellen.

WANN ENTWICKELN WIR UNSERE SEXUALITÄT?

Die Antwort lautet: immer. Schon im kugelrunden Bauch der Mutter, schon während der ersten Lebensmonate, in denen bereits die urtümlichsten Aspekte der Sexualität zum Vorschein kommen. Ein Beispiel? Die Erektion, die manchmal mithilfe des Ultraschalls während der Schwangerschaft beobachtet werden kann, oder bei Neugeborenen, die gestillt werden. In dieser Phase handelt es sich natürlich um rein physiologische Reaktionen, die gar nichts mit dem Verständnis, den Phantasien, dem Begehren und den Erfahrungen zu tun haben, die unsere Sexualität im Erwachsenenalter ausmachen.

Diese nimmt während der Pubertät Gestalt an, wenn die ersten Reize auftreten, die unsere Aufmerksamkeit zunehmend auf andere Personen lenken. Das geschieht über eine Mischung aus

Trieben, die das eigene emotionale Befinden und die Zuneigung gegenüber anderen betreffen, aber auch schiere körperliche Attraktion. Wenngleich es an keiner Stelle zu einem tatsächlichen Bruch mit der Vergangenheit kommt: Die Art und Weise, wie wir mit jeder einzelnen Phase umgehen, hängt zum Teil mit dem zusammen, was wir bis dato erlebt haben. Und im selben Maße sind es die neuen Erfahrungen, die ausgehend von der Pubertät unsere späteren Entscheidungen und Einstellungen beeinflussen.

Sexualität an sich greift nicht ab einem bestimmten Punkt, sondern stellt vielmehr ein Kontinuum dar. Sie gehört schon in den frühesten Momenten unserer Existenz zu uns, sie verändert aber ihre Gestalt mit den Phasen unserer Entwicklung und hört nie auf, sich weiterzuentwickeln.

DAS ABC DER SEXUELLEN IDENTITÄT

Geschlecht, Gender und sexuelle Orientierung: Das sind die Eckpunkte einer Person, aus denen sich unsere sexuelle Identität zusammensetzt und die unsere sexuellen Entscheidungen beeinflussen (aber nicht nur die). Wir werden im Verlauf des Textes immer wieder auf diese Komponenten stoßen, daher halten wir am besten sofort fest, was damit gemeint ist.

GESCHLECHT Der Begriff *Sex*, englisch für Geschlecht, stammt vom lateinischen Wort *sexus*, das wiederum die Vergangenheitsform des Verbs *seco*, *secare* (»schneiden«) darstellt. Semantisch betrachtet verweist es auf die Trennung der tierischen Arten in Männchen und Weibchen: In dieser Bedeutung bezeichnet es ein gänzlich anderes Konzept als der geläufige Ausdruck *Sex haben*, der stattdessen sexuelle Aktivität im engeren Sinn beschreibt (und auch diese Form des Wortes wird in diesem Buch immer wieder auftauchen).

Uns interessiert hier das biologische Geschlecht, also die Gesamtheit aller genetischen, anatomischen und hormonellen Merkmale, die entscheiden, ob ein Individuum der männlichen oder der weiblichen Kategorie zugehörig ist: alle Merkmale, die unsere Genitalien und bestimmte sekundäre Geschlechtsmerkmale betreffen, wie zum Beispiel die Bildung von Brüsten, die Stimmlage oder die Behaarung des Körpers. Unser biologisches Geschlecht steht schon vor unserer Geburt fest.

Es sind allein die Chromosomen, die darüber entscheiden: beide des Typs X bei den Weibchen, eines vom Typ X und eines vom Typ Y bei den Männchen. Welches ist der Moment der Wahrheit? Es ist der Augenblick der Empfängnis, wenn das genetische Material der Eltern neu kombiniert wird. Betrachten wir das einmal genauer. Über die Eizelle stellt die Mutter in jedem Fall ein X-Chromosom bereit, während das Spermium des Vaters ganz nach dem Zufallsprinzip entweder ein X-Chromosom beisteuert, wodurch ein Nachkomme weiblichen Geschlechts gezeugt wird, oder ein Y-Chromosom, was zu einem männlichen Nachkommen führt. Der Knackpunkt liegt im Unterschied zwischen den beiden Chromosomen-Typen, denn nur das Y-Chromosom enthält das Gen, mit dem der Embryo sich zu einer Person männlichen Geschlechts entwickelt.

GENDER Im Gegensatz zum biologischen Geschlecht ist das soziale Geschlecht, auch Gender genannt, weder angeboren noch biologisch determiniert. Die Kategorie »Gender« wird zwar von unserer Anatomie suggeriert, aber tatsächlich geformt wird sie in Abhängigkeit von der Epoche, von der Kultur und von der Erziehung, die unser Leben umrahmen.

Je nachdem, ob wir als Mann oder Frau geboren wurden, hat die Gesellschaft bestimmte Erwartungen an uns, die auch mit den jeweils geltenden Ansichten bezüglich der Rolle einer Frau oder eines Mannes zusammenhängen. Diesen Komplex bezeichnet man als *Geschlechterrolle* (engl. *gender role*). Sie umfasst Aspekte, die nach außen hin, also für andere, unsere Zugehörigkeit zu einer Kategorie signalisieren. Sie prägt unsere Entwicklung als

Frau oder als Mann, indem sie beispielsweise vorgibt, wie wir uns zu kleiden haben, welche Frisur angemessen ist, wie wir zu sprechen haben und, ganz allgemein, wie wir uns zu verhalten haben.

Die Art und Weise, wie ein Individuum sein soziales Geschlecht wahrnimmt, also sein Selbstverständnis als Mann, als Frau oder als nicht binär definierbare Kategorie, wird hingegen als *Geschlechtsidentität* bezeichnet. Es mag stimmen, dass bei der Mehrzahl der Menschen Geschlechtsidentität und Geschlechterrolle mit dem biologischen Geschlecht übereinstimmen, aber es gibt doch auch sehr viele Personen, für die ein gravierender Unterschied zwischen ihrer Identität und ihrem Körper besteht.

SEXUELLE ORIENTIERUNG Das ist der Kompass, der uns zu verstehen gibt, in welche Richtung wir uns emotional und sexuell zu anderen Menschen hingezogen fühlen. Sind das Personen des anderen Geschlechts, werden wir als *heterosexuell* bezeichnet. Sind es Personen des gleichen Geschlechts, werden wir hingegen als *homosexuell* (schwul oder lesbisch) bezeichnet. Wer sich zu Personen beiderlei Geschlechts hingezogen fühlt, läuft schließlich unter *bisexuell*. Aber wie wir gleich sehen werden, kann sich diese Grenzziehung bei Personen auch verwischen.

Was die Entscheidung über die sexuelle Orientierung eines Individuums betrifft, wurden genetische und hormonelle Faktoren ins Feld geführt, aber auch gesellschaftliche und kulturelle Einflüsse, ohne dass bisher eine Einigung unter den Wissenschaftlern erzielt werden konnte.

LGBT Ein Kürzel, über das früher oder später jeder rätselt. Für alle, denen es bisher entgangen sein sollte: Es handelt sich um das angloamerikanische Akronym, mit dem lesbische (*lesbian*, L), schwule (*gay*, G), bisexuelle (*bisexual*, B) und transgender (*trans*, T) Personen bezeichnet werden. In letztere Gruppe fallen all jene, die sich in den geläufigen Definitionen von Geschlechterrolle und Geschlechtsidentität nicht wiederfinden und sie in Bezug auf die eigene Person und die eigene Erfahrung als zu eng empfinden.

Das Kürzel kann auf LGBTIQ erweitert werden, um zum einen auch alle zu erfassen, die in einem intersexuellen (I) Zustand leben, also von Geburt an biologische Merkmale beider Geschlechter aufweisen. Zum anderen wird damit der Begriff »queer« (Q) aufgenommen, der alle möglichen Varianten der sexuellen Orientierung und der Geschlechtsidentität umfasst und aus dem Bestreben geboren wurde, Kategorisierungen um jeden Preis zu vermeiden. Gleichzeitig steht der Buchstabe Q auch für *questioning* (in etwa: fragend, infrage stellend), also für alle, die sich bezüglich ihrer sexuellen Orientierung und/oder Geschlechtsidentität noch unsicher sind.

Was heißt *Coming-out*?

Coming-out ist die Kurzform des englischen Ausdrucks *coming out of the closet*, der wörtlich in etwa bedeutet: »aus der Kammer herauskommen« oder auch »aus dem Versteck«. In der LGBT-Szene wird so die Entscheidung bezeichnet, die eigene sexuelle Orientierung oder die eigene Geschlechtsidentität öffentlich zu machen. Gemeint ist hierbei die freie Entscheidung zu diesem Schritt, die nicht (wie es oft geschieht) mit *Outing* verwechselt werden sollte, was stattdessen die Offenbarung der Homosexualität einer Person durch jemand anderen bezeichnet, ohne dass der oder die »Geoutete« zugestimmt hätte.

Es handelt sich dabei nicht um einen einzelnen, abgeschlossenen Moment, sondern um einer regelrechte Reise, ausgehend von der Entdeckung, der Bewusstmachung und der Akzeptanz der eigenen sexuellen Orientierung. Es ist ein ganz und gar internalisierter Prozess (»inneres Coming-out«), der erst in einem zweiten Schritt in die Öffentlichmachung (»äußeres Coming-out«) mündet. Häufig wird daraus ein Weg, der das ganze Leben, fast schon tagtäglich, beschritten werden muss und der sich mit jeder neuen Bekanntschaft verändert.

Gibt es den richtigen Moment oder das richtige Alter für ein Coming-out? Die Antwort lautet ganz klar nein: Sowohl vor der Gesellschaft als auch sich selbst gegenüber kann das Coming-out in jeder Phase des Lebens vollzogen werden, sowohl in der Kindheit oder der Pubertät, aber auch im mittleren oder im reifen Alter, wobei Zeitpunkt, Dauer und Entwicklung durch und durch subjektiv sind. Vor einiger Zeit wurde eine Umfrage von Stonewall, einer der wichtigsten LGBT-Organisationen im Kampf um Gleichberechtigung, als Beweis dafür genommen, dass das durchschnittliche Alter für das Coming-out in den letzten 40 Jahren drastisch gesunken sei. Es wurden insgesamt 1500 Personen befragt, und es stellte sich heraus, dass bei den inzwischen über Sechzigjährigen das Durchschnittsalter bei 37 Jahren lag, bei den über Dreißigjährigen bei 21, während die Achtzehn- bis Vierundzwanzigjährigen im Durchschnitt schon mit 17 Jahren ihr Coming-out hatten. Erfolgt das Coming-out also immer früher? Auch wenn die Ergebnisse der Umfrage plausibel sind und der Entwicklung des soziokulturellen Kontexts entsprechen, wurde die angewandte statistische Methodik kritisiert. Befragt man eine Gruppe von Achtzehn- bis Vierundzwanzigjährigen ist es schließlich offensichtlich, dass keiner von ihnen sich später als mit 24 Jahren geoutet haben kann: ein Alter, dass von vornherein niedriger ist als die 37 Jahre der über Sechzigjährigen. Und außerdem kann man nicht ausschließen, dass einige diese Phase schlichtweg erst noch erreichen müssen.

Weder (ausschließlich) hetero noch (ausschließlich) homo: Geschlechter im Fluss

Nicht ganz heterosexuell: So hat sich die Hälfte der jungen Menschen zwischen 18 und 24 Jahren definiert, die bei einer der ausgedehntesten Untersuchungen zum Thema befragt wurden. Durchgeführt wurde diese Studie unlängst vom großbritannischen Meinungsforschungsinstitut YouGov. Betrachtet man die gesamte Bevölkerung, ohne sie nach Altersgruppen einzuteilen, liegt die Zahl immerhin noch bei 23 %. Für Wissenschaftler war dieses Ergebnis besonders interessant, weil es offenbart, dass für wirklich viele Menschen ihre Geschlechtsidentität alles andere als in Stein gemeißelt ist, sondern mit der Zeit große Veränderungen durchlaufen kann. Man spricht in diesem Fall von *Gender-fluidität*, einem Begriff, der 2009 von der US-amerikanischen Wissenschaftlerin Lisa M. Diamond geprägt wurde (*sexual fluidity*). Sie beschreibt damit Personen, die sich zwar als hetero- oder homosexuell bezeichnen, aber in bestimmten Situationen romantische oder sexuelle Anziehung gegenüber anderen empfinden, die eigentlich nicht in die eigene sexuelle Orientierung passt.

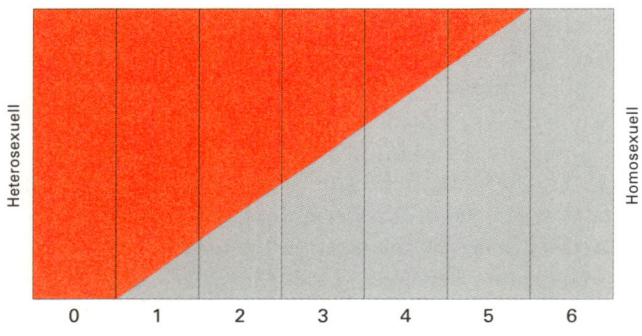

Heterosexuell · Homosexuell

0   1   2   3   4   5   6

Der amerikanische Wissenschaftler Alfred Kinsey war nicht mit der Einteilung von Personen in die Kategorien heterosexuell, homosexuell und bisexuell einverstanden; er war vielmehr davon überzeugt, dass es sich bei der sexuellen Orientierung keinesfalls um eine fixe Vorliebe handelte, sondern um eine wandelbare. Um diese Tatsache zu veranschaulichen veröffentlichte er 1948 die nach ihm benannte Skala. Statt die sexuelle Orientierung nach den bekannten drei Kategorien zu ordnen, verwendete das Team um Kinsey eine Skala mit sieben Punkten, von 0 bis 6. 0 bezeichnete eine Person, die ausschließlich heterosexuell war, 6 eine Person mit ausschließlich homosexueller Orientierung. Die Ziffern dazwischen waren für einige der möglichen Abstufungen zwischen diesen beiden Extremen vorgesehen und entsprachen verschiedenen Graden der Anziehung zu Personen des anderen oder desselben Geschlechts beziehungsweise sexueller Handlungen mit ihnen. Es handelt sich hierbei um den ersten wissenschaftlichen Versuch, die menschliche Sexualität in ihrer ganzen Komplexität und nicht nach starren Einteilungen zu beschreiben.

Nach bisherigem Stand der Forschung ist diese Fluidität unter Frauen weiter verbreitet als unter Männern. Dennoch kann nach Aussage der Wissenschaftler nicht ausgeschlossen werden, dass unser soziokultureller Kontext solche Veränderungen schlichtweg eher toleriert, wenn sie Frauen betreffen. Oder dass man, anders gesagt, in Bezug auf Männer einfach noch ein wenig tiefer graben muss. Eines ist jedoch sicher: Angesichts dieser Ergebnisse dürfen wir nicht länger davon ausgehen, dass wir uns in zehn oder vierzig Jahren noch immer zu Personen derselben Kategorie hingezogen fühlen, die heute unsere Leidenschaft weckt. Unser Liebesleben – in Bezug auf Sex, aber auch in Bezug auf unsere Gefühle – könnte nämlich die eine oder andere Überraschung für uns bereithalten.

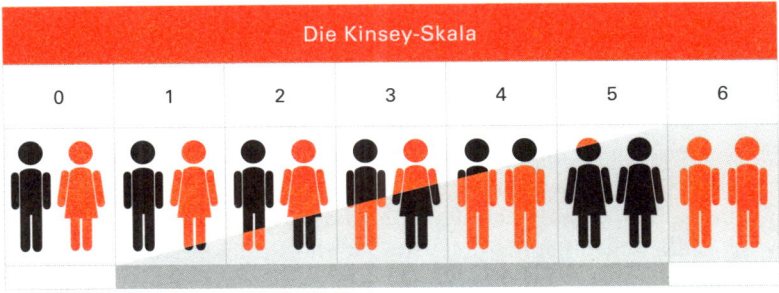

Die Kinsey-Skala

0	1	2	3	4	5	6

0 Ausschließlich heterosexuell
1 Überwiegend heterosexuell, nur gelegentlich homosexuell
2 Überwiegend heterosexuell, aber mehr als gelegentlich homosexuell
3 Gleichermaßen heterosexuell wie homosexuell, also bisexuell
4 Überwiegend homosexuell, aber mehr als gelegentlich heterosexuell
5 Überwiegend homosexuell, nur gelegentlich heterosexuell
6 Ausschließlich homosexuell

Abbildung 5 Die Kinsey-Skala

Wen nennst du hier asexuell?

Keinerlei Interesse an sexuellen Handlungen bzw. keinerlei körperliche Anziehung gegenüber anderen Personen sowie keinerlei Verlangen nach intimem Kontakt: So lässt sich *Asexualität* definieren, ein Zustand, der auch nur vorübergehend auftreten kann oder manchmal nur in Bezug auf andere Menschen besteht, aber die Selbstbefriedigung nicht ausschließt.

Das ist nicht unbedingt dasselbe wie sexuelle Abstinenz. Asexuell zu sein bedeutet also nicht zwingend, dass man keinen körperlichen Kontakt mit anderen hat: Sei es aus Neugier oder weil man sich in einer Beziehung befindet, asexuelle Personen können sich ohne Weiteres einem Partner hingeben. Sexuelle Abstinenz hingegen stellt eine bewusste Entscheidung dar, deren Ursachen äußerst vielfältig sein können: medizinische oder psychologische Gründe, aber auch moralische oder religiöse.

Glaubt man den spärlichen verfügbaren Daten, ist bis zu 1 % der Bevölkerung asexuell. Die zuverlässigste Untersuchung zur exakten Verteilung wurde von Wissenschaftlern der Brock University durchgeführt: Von rund 18 000 befragten Einwohnern Großbritanniens haben 185 angegeben, noch nie irgendeine Form sexueller Anziehung für jemand anderen empfunden zu haben.

Allerdings ist die Forschung in diesem Bereich noch recht dünn. Nach wie vor diskutieren die Experten darüber, ob Asexualität ein physiologisches Phänomen darstellt oder sogar einen pathologischen Befund (der etwa auf das Fehlen bestimmter Hormone zurückzuführen ist), oder ob es sich dabei einfach nur um einen Wesenszug der jeweiligen Person handelt. Während nämlich einerseits manche Fälle durchaus im Bereich der Sexualstörungen verortet werden könnten, gibt es andererseits keinerlei Hinweise darauf, dass asexuelle Verhaltensweisen zwingend Symptome einer Fehlfunktion sind. Vielmehr wird auch immer wieder angeregt, Asexualität als eine der möglichen sexuellen Orientierungen eines Individuums anzusehen.

DER URSPRUNG VON ♂ UND ♀

Traditionell stellen wir das männliche Geschlecht mit einem Kreis dar, aus dem ein Pfeil nach rechts oben hinauszeigt, und das weibliche mit einem Kreis, aus dem ein Kreuz nach unten herausragt. Aber woher kommen diese Zeichen? Spoiler Alert: Es hat mit Astronomie zu tun.

♂ Das männliche Geschlecht wird mit dem Symbol für den Planeten Mars bezeichnet, der schon seit den frühesten Betrachtungen des Himmels durch mesopotamische Gelehrte mit dem gleichnamigen Gott des Krieges assoziiert wird. Der Kreis und der Pfeil sollten seinen Schild und seine Lanze darstellen. Jedem Planeten (und jeder Gottheit) war schon in der Antike darüber hinaus ein Metall zugeordnet: Im Fall von Mars war es Eisen, das Material, aus dem Waffen geschmiedet wurden. Kein Wunder also, dass unser Zeichen für das männliche Geschlecht in der Chemie verwendet werden kann, um das entsprechende Element zu bezeichnen.

♀ Das weibliche Geschlecht wird mit dem Symbol für den Planeten Venus dargestellt, den man der Göttin der Liebe und der Schönheit zuschreibt. Daher besteht das Zeichen aus einem runden Spiegel mitsamt Handgriff. Und das chemische Element? Kupfer, ein etwas weicheres Metall, das eine grünliche Färbung annehmen kann.

Doch wie und wann sind die beiden Symbole, die in der Biologie das Geschlecht ausdrücken, in den Alltagsgebrauch übergegangen? Wer kam als Erster auf die Idee? Die Geschichte führt uns zurück ins 18. Jahrhundert, genauer gesagt zu Carl von Linné, dem Vater der modernen wissenschaftlichen Klassifizierung. In seinen Notizen stoßen wir erstmals auf das Zeichen der Venus, um eine weibliche Pflanze darzustellen, und das Symbol des Mars, um das männliche Exemplar derselben Spezies zu kennzeichnen.

DIE WISSENSCHAFT VON DER MENSCHLICHEN SEXUALITÄT

Die ersten Handbücher für die Eroberung der sexuellen Lust gehören zwar in eine weit zurückliegende Vergangenheit (man denke nur an die *Ars amatoria* von Ovid oder das *Kamasutra*), aber die wissenschaftliche Beschäftigung mit Sexualität ist viel jüngeren Datums und beginnt im 19. Jahrhundert. Im Folgenden einige der entscheidenden Etappen auf diesem Weg.

1836 In diesem Jahr wird das Werk *De la prostitution dans la ville de Paris* (Deutscher Titel: Die Sittenverderbniß des weiblichen Geschlechts in Paris) veröffentlicht, eine Studie über mehr als 3500 Prostituierte in Paris, angefertigt von dem französischen Arzt Alexandre Jean Baptiste Parent-Duchâtelet. Ausgehend von Interviews, polizeilichen Archiven und statistischen Daten untersucht es erstmalig die Prostitution im Hinblick auf Fragen der öffentlichen Gesundheit. Außerdem wird das Problem auch unter sozialen Gesichtspunkten betrachtet. Nach wie vor gilt Parent-Duchâtelets Buch als die erste moderne wissenschaftliche Arbeit zum Thema Sex.

1886 Der Neurologe und Psychiater Richard von Krafft-Ebing veröffentlicht *Psychopathia sexualis*, eine Sammlung von 500 klinischen Fallstudien, in der eine Verbindung hergestellt wird zwischen psychischen Erkrankungen und dem, was damals als sexuelle Störung und Degeneration galt. Es handelt sich dabei um die erste wirklich systematische Untersuchung des Sexualverhaltens und kennzeichnet die Geburtsstunde der modernen Sexualpathologie.

1905 In diesem Jahr erfolgt die erste Veröffentlichung zum Thema Sexualität von Sigmund Freud, dem Vater der Psychoanalyse und einer der Schlüsselfiguren für die Sexualwissenschaften. Er entwickelte ein neues Verständnis von Sexualität und betrachtete sie als grundlegendes Element in der Existenz des Individuums, das von seinen frühesten Lebensstadien an davon nachhaltig beeinflusst wird.

1913–1914 In diesen Jahren wird die erste wissenschaftliche Gesellschaft zur Sexualität gegründet, die *Ärztliche Gesellschaft für Sexualwissenschaft und Eugenik*, und mit ihrem offiziellen Organ, der »Zeitschrift für Sexualwissenschaft«, auch die erste Fachzeitschrift zur Sexualität. Zu den Gründungsmitgliedern der Gesellschaft gehörte der Arzt Iwan Bloch, der als Vater der modernen *Sexuologie* gilt (und auch diesen Begriff geprägt hat). Er begriff sie als eigenständige wissenschaftliche Disziplin, gestützt auf Biologie, Anthropologie und Psychologie und losgelöst von allen Glaubensfragen.

1919 In Berlin wird das Institut für Sexualwissenschaft eingeweiht, das erste seiner Art. Zu verdanken ist das dem Wirken von Dr. Magnus Hirschfeld, einem der Pioniere der modernen Sexuologie. Er hat als Erster das menschliche Sexualverhalten nach streng wissenschaftlichen Methoden untersucht und viel zum Begriff der sexuellen Identität gearbeitet.

1927 In diesem Jahr wurde die erste Theorie zur Funktion des Orgasmus entwickelt. Ihr zufolge wären alle Neurosen auf ein Übermaß an angestauter, also nicht angemessen abgeführter sexueller Energie zurückzuführen. Diese Theorie stellt eine der ersten wissenschaftlichen Beschäftigungen mit der sogenannten *Sexualreaktion* dar.

1937–1953 Das sind die Jahre des sogenannten *Kinsey-Reports*, einer Sammlung der Geschichten von mehr als 17000 US-Bürgern, die mittels Fragebogen, Interviews und Beobachtungen (mit besonderer Liebe zum Detail) das damalige Sexualverhalten von Mann und Frau beschreiben, ihre Gewohnheiten und Praktiken.

Die beiden Kinsey-Reports verkörpern den ersten Versuch, einen erschöpfenden statistischen Bericht über die sexuelle Aktivität des Menschen zu liefern. Von der Untreue bis zur Selbstbefriedigung, von Bisexualität bis zu Oralsex. Die Idee geht auf den Zoologen Alfred Kinsey zurück, der nicht nur der Hauptautor, sondern auch einer der revolutionärsten Protagonisten im Umgang mit der Thematik ist.

1966–1970 In diesem Zeitraum erscheinen die Schriften des Gynäkologen William Masters und der Psychologin Virginia Johnson, die als Wissenschaftler zu den ersten und unternehmungsfreudigsten Beobachtern der eher handfesten Aspekte menschlicher Sexualität zählen. Ihre Texte enthalten Beschreibungen (oft auch mit entsprechendem audiovisuellem Begleitmaterial) von Hunderten anatomischen und physiologischen Beobachtungen, die während der Selbstbefriedigung oder während des Geschlechtsverkehrs zahlloser Freiwilliger erfasst wurden. Dank Masters und Johnson hält der Geschlechtsakt erstmals Einzug ins Labor, wo er mithilfe bereits etablierter klinischer Modelle analysiert und gemessen wird.

1974 Helen Kaplan, eine US-amerikanische Psychologin und Sexualforscherin, veröffentlicht den ersten ihrer zahlreichen Texte zum Thema. Ihr verdanken wir bahnbrechende Entdeckungen im Bereich der Physiologie der Sexualreaktion sowie in der Behandlung sexueller Störungen. Sie gründete die erste Klinik für sexuelle Störungen, das *Human Sexuality Program* an der Payne Whitney Clinic in New York. Kaplan hat auch als Erste das Verlangen als wesentlichen Bestandteil der männlichen wie auch der weiblichen Sexualreaktion beschrieben.

MIT ALLEN FÜNF SINNEN

Heiß, berauschend, unkontrolliert: Das Gefühl,
das uns durchströmt, wenn jemand in unserer Nähe uns
gefällt, scheint aus den Tiefen unseres Herzens zu kommen. Die
Wahrheit sieht jedoch anders aus und läuft Gefahr, die roman-
tisch Gestimmten unter uns zu enttäuschen. Die körperliche
Anziehung sitzt nämlich ausgerechnet im Gehirn, das innerhalb weniger Sekunden feststellen kann, ob sich jemand dazu
eignet, mit uns unter der Bettdecke zu landen. Die hierzu ver-
arbeiteten Informationen erhält es über unsere fünf Sinne.
Wenn es darum geht, neue Bekanntschaften zu schließen,
stehen alle fünf bereit, für oder gegen den
potenziellen Kandidaten zu stimmen.

DIE VARIABLEN DER ANZIEHUNG

Die scheinbar wichtigsten Eigenschaften, auf die unsere Sinne re-
agieren, beinhalten alle Anzeichen für Gesundheit, Fruchtbarkeit
und Jugend. Mit hoher Wahrscheinlichkeit aus dem Grund, dass
all diese Merkmale mit einer guten Fortpflanzungsfähigkeit assoziiert werden. Wissenschaftler vertreten sogar die These, dass im
Verlauf der Evolution sich unsere sinnliche Wahrnehmung durch
Selektion dahin gehend entwickelt hat, uns Partner attraktiv erscheinen zu lassen, die den Eindruck erwecken, im Fall der Fälle
gesunde und starke Nachkommen gewährleisten zu können. Ganz
ähnlich könnte es sich auch im Hinblick auf Nahrung abgespielt
haben: Meistens erscheinen unseren Augen und unserem Gaumen
Speisen besonders verlockend, die viele Nährstoffe enthalten, wie

beispielsweise Obst, während wir stattdessen schlecht gewordene oder giftige Nahrungsmittel abstoßend finden.

Welche Eigenschaften des Körpers sich direkt mit Gesundheit, Fruchtbarkeit und Jugend in Verbindung bringen lassen, ist jedoch gar nicht so leicht zu bestimmen. Die systematische Untersuchung zwischenmenschlicher Attraktivität stellt ein extrem komplexes Unterfangen dar, und nur für einen geringen Anteil der beteiligten Facetten liegen bisher belastbare Forschungsergebnisse vor. Die Wissenschaft befasst sich erst seit relativ kurzer Zeit damit. Noch bis in die 1960er und 70er Jahre galt es als nicht *politically correct*, eine Art Bewertung von Menschen anhand ihres Äußeren vorzunehmen. Tatsächlich verbessert sich die Datenlage aus Untersuchungen dieser Art erst seit den neunziger Jahren nach und nach. Darüber hinaus variieren manche der Standards, was als schön zu gelten habe, nicht unerheblich von Kultur zu Kultur und von Epoche zu Epoche (man denke nur an die Evolution des weiblichen Körpers in der Kunst oder in der Fotografie). Genauso unbestritten ist es, dass manche Vorlieben höchst individueller Natur sind. Das müssen wir immer im Hinterkopf behalten, um uns nicht in starre Verallgemeinerungen zu verrennen, wenn wir im Folgenden einige Hauptaspekte der körperlichen Anziehung erkunden (natürlich ohne jeden Anspruch auf Vollständigkeit).

DAS AUGE ISST MIT

Bei uns Menschen ist der visuelle Eindruck die erste Komponente der Attraktivität, unser Fernradar für die Partnerwahl. Erst nachdem jemand unsere Augen in seinen Bann geschlagen hat, verspüren wir den instinktiven Drang, uns dieser Person anzunähern, um sie genauer betrachten zu können, aber auch, um unsere anderen Sinne ins Spiel zu bringen, deren Wirkradius eingeschränkt ist. Was fesselt unseren Blick und drängt uns, eine andere Person zu begehren?

Zu den Körperteilen, die den stärksten Einfluss auf Anziehungskräfte zwischen möglichen Partnern ausüben, gehört mit Sicherheit das Gesicht. Insbesondere fällt dabei, den bisher durchgeführten Studien über die entscheidenden Merkmale zufolge, die *Bilateralsymmetrie* ins Gewicht. Das heißt, dass hier die gedachte Spiegelachse vertikal durch die Mitte der Stirn, die Nasenspitze und das untere Ende des Kinns verläuft. In Wahrheit ist das ein Ideal, das auch in Bezug auf den restlichen Körper positiv bewertet wird. Weshalb? Eine vielfach akzeptierte Hypothese besagt, dass symmetrische Gesichter und Körper als Anzeichen für die korrekte Entwicklung und den guten gesundheitlichen Zustand einer Person gewertet würden (wenngleich die Belege für einen solchen Zusammenhang noch recht dürftig sind).

Doch unser Gesichtssinn, also unsere visuelle Wahrnehmung, ist nicht nur ein Experte für Symmetrie. Einige wissenschaftliche Studien legen nahe, dass er auch einen hochkomplexen Berechnungsapparat für Durchschnittswerte darstellt, der auf die häufigsten Relationen zwischen verschiedenen Komponenten des Gesichts spezialisiert ist. Der männliche Blick scheint beispielsweise Visagen zu bevorzugen, in denen der Abstand zwischen Augen und Mund 36 % der Gesamtlänge des Gesichts beträgt und der Abstand zwischen linkem und rechtem Auge 46 % der Gesamtbreite. Diese Werte liegen sehr nah am Durchschnitt für weibliche Gesichtszüge.

Umfragen unter Männern haben darüber hinaus eine Vorliebe für die typischen Gesichtszüge des anderen Geschlechts festgestellt. Männer sind demzufolge eher von Gesichtern angezogen, die größere Augen aufweisen, üppigere Lippen und eine weniger ausgeprägte Kinn- und Kieferpartie. Diese als sehr weiblich geltenden Eigenschaften gehören zu den sogenannten *Geschlechtsmerkmalen* (Sexualdimorphismus), also den morphologischen (aber auch physiologischen und das Verhalten betreffenden) Merkmalen, die zwischen Männchen und Weibchen derselben Spezies unterschiedlich ausfallen. Sie betreffen die Form bestimmter Körperteile und den Pegel bestimmter Hormone.

Bei den Frauen ist die Lage, wie es scheint, etwas komplizierter. Umfragen haben keine bestimmte Vorliebe für Gesichter mit typisch männlichen Merkmalen ergeben – mit einer breiteren Stirn, einem verschlossenen Blick, einer stärker ausgeprägten unteren Gesichtspartie und einem weniger üppigen Mund –, sondern eine Fifty-fifty-Situation. Dennoch hat sich mehr als einmal gezeigt, dass sich die weiblichen Vorlieben bei männlichen Gesichtern mit dem Verlauf des Menstruationszyklus verändern, höchstwahrscheinlich in Zusammenhang mit den hormonellen Schwankungen. Insbesondere scheinen einige Metaanalysen nahezulegen, dass die stärker männlichen Gesichtszüge vor allem in den Tagen des Eisprungs bevorzugt werden. Zu diesem Zeitpunkt ist die Frau besonders fruchtbar und die Empfängnis damit wahrscheinlicher. An allen übrigen Tagen des Zyklus gebe es den Studien zufolge keine besonderen Vorlieben.

Und was ist mit dem Körper? Ganz allgemein gilt für Männer und Frauen gleichermaßen, dass bei der Betrachtung der gesamten Gestalt eines Individuums diejenigen mit einem gesunden Aussehen bevorzugt werden, mit strahlender, glatter und makelloser Haut. Die Körperform betreffend werden einer sehr dürren Figur und einer stark übergewichtigen Figur ausgewogener proportionierte Körper vorgezogen, auch wenn das keine absolute Aussage ist. Aber auch in diesem Fall werden das männliche und das weibliche Auge von unterschiedlichen Dingen angezogen.

Männer, oder zumindest die meisten von ihnen, lieben es, wenn die Frauen zierlicher sind als sie, sie nicht unbedingt große, dafür aber feste Brüste haben, was ein Zeichen für Jugend darstellt, und wenn das Verhältnis zwischen Taillen- und Hüftumfang niedrig ausfällt, oder anders gesagt: dass sie eine ausgeprägte Taille haben – idealerweise mit einem Quotienten von 0,7, was das Verhältnis zwischen Bauch- und Hüftumfang betrifft. Wer diese Proportionen aufweist, hat, statistisch gesehen, einen guten Östrogenspiegel und ist weniger anfällig für Gesundheitsprobleme wie Diabetes und Herzerkrankungen.

Frauen bevorzugen tendenziell eher Individuen, die größer sind als sie, und die Proportion, der sie die größte Aufmerksamkeit schenken, ist die zwischen Schulterbreite und Hüfte. Dabei gelten Männer mit einem V-förmigen Oberkörper als attraktiver, wenn also die Schultern breiter sind als die Hüfte.

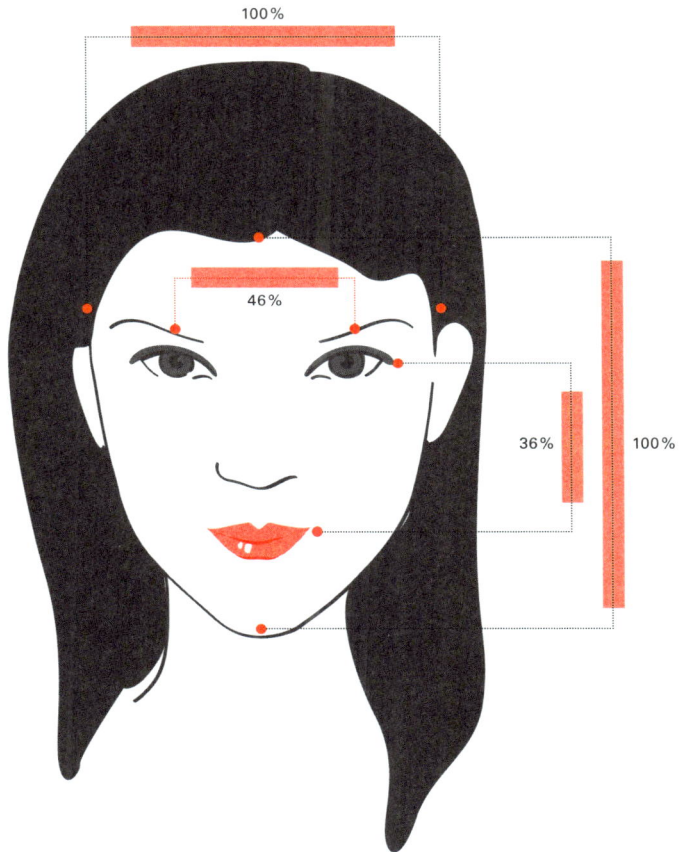

Abbildung 6 Bei der Befragung anhand von Bildern weiblicher Gesichter haben männliche Probanden eine deutliche Vorliebe für diejenigen gezeigt, bei denen der Abstand zwischen den Pupillen 46 % des Abstands zwischen den Ohren beträgt und der Abstand zwischen Augen und Mund sich auf 36 % der Länge des Gesichts beläuft, gemessen zwischen Haaransatz und Kinnspitze.

Besonders wichtig in unserer visuellen Wahrnehmung sind bei beiden Geschlechtern auch die Haltung und die Art sich zu bewegen. Ein Wogen in den Hüften der Frauen oder den Schultern der Männer scheint hierbei allgemein gut anzukommen. Besonderes Augenmerk fällt auch den Haaren zu, die bevorzugt dicht und glänzend sein sollten, weil das eine gesunde Ernährung widerspiegelt, ohne Vitamin- oder Mineralstoffmangel, die häufige Ursache für Haarausfall. Was die Farbe betrifft, bleibt die Streitfrage »blond oder brünett?« – auch jenseits der unvermeidbaren Unterschiede je nach Ethnie – bis heute unbeantwortet.

ICH KANN DICH GUT RIECHEN

Gefällt uns der Duft einer Person, kann uns das im wahrsten Sinne des Wortes erobern. Wenn jemand im Gegenteil einen widerlichen Geruch verströmt, ist dessen abstoßende Wirkung auf uns garantiert. Der Augenblick, in dem wir einer Person sehr nahe kommen und der Geruchssinn sich einschaltet, ist also bei der Bewertung eines potenziellen Partners nicht zu unterschätzen. Dabei ist nicht nur von Deo und Eau de Toilette die Rede: Was die Nase bei der Entscheidung leistet, ob jemand zu uns passt oder nicht, geht weit über die Essenzen hinaus, die wir uns in der Parfümerie oder im Supermarkt besorgen können.

Unsere Nase ist zwar nicht so fein wie die eines Hundes, aber sie ist dennoch in der Lage, einige natürliche Riechstoffe aufzufangen und zu erkennen, die vom menschlichen Körper abgegeben werden. Aus diesen werden dann neue Informationen über die Person gewonnen, die wir vor uns haben. Das schließt natürlich Erkenntnisse über ihre hygienischen Standards und die Körperpflege ein, aber auch und vor allem über ihren Gesundheitszustand und sogar ihre Genetik. Um welche Substanzen handelt es sich dabei?

Die Rede ist häufig von Pheromonen, kleinen Duftmolekülen,

die der Körper zahlreicher Lebewesen freisetzt. Ihre Funktion besteht darin, Signale an andere Exemplare derselben Art zu übertragen, und sie können, ähnlich wie Hormone im Inneren eines Organismus, sehr spezifische Reaktionen im Körper und im Verhalten derjenigen auslösen, die sie wahrnehmen. Bei einigen Arten im Tierreich ist es gelungen, Sexualpheromone zu identifizieren, also Pheromone, die sexuelles Interesse auslösen (oder unterbinden) können. Insekten sind dabei am besten erforscht worden, und ein Paradebeispiel stellt die Bienenkönigin dar, die Pheromone verwendet, um die Entwicklung von Geschlechtsorganen bei den Arbeiterinnen ihres Stocks zu hemmen.

Beim Menschen werden Pheromone in Schweiß und anderen Körperflüssigkeiten abgesondert, aber welche Rolle diese chemischen Kuppler bei der sexuellen Anziehung genau spielen, ist entgegen der weitverbreiteten Meinung nach wie vor nicht geklärt und Anlass für Debatten sowie Gegenstand zahlreicher Forschungsprojekte in der Wissenschaft. Jeder von uns verfügt über einen einzigartigen Satz an Geruchsrezeptoren. Ob wir einen Geruch als angenehm oder unangenehm empfinden, hängt darüber hinaus mit unseren persönlichen Erfahrungen und Erinnerungen zusammen. Das macht es so schwierig, belastbare Richtwerte aufzustellen, um mögliche Stoffe zu identifizieren, die sexuelle Impulse »entfachen« können, und, ganz allgemein, die olfaktorischen Reaktionen unserer Spezies zu studieren. Wenn jemand also versucht, uns Parfüms mit sagenhaften Inhaltsstoffen anzudrehen, die uns absolut unwiderstehlich machen, dann handelt es sich dabei um nichts anderes als einen Trick der Werbung.

Um mehr über die Rolle des Geruchssinns im Wechselspiel der körperlichen Anziehung zu erfahren, haben sich Wissenschaftler so einiges einfallen lassen. Zum Beispiel haben sie ihre Probanden an Kleidungsstücken schnuppern lassen, vor allem an getragenen T-Shirts, und sie anschließend um ein Feedback gebeten, ohne ihnen zu sagen, wessen Wäsche sie beschnüffelt haben. Eines der faszinierendsten Ergebnisse war die Tatsache, dass Frauen in den allermeisten Fällen diejenigen T-Shirts »bevorzugten«, die eine

Nacht lang von attraktiven Männern mit stärker symmetrischen Gesichtszügen getragen worden waren (basierend auf im Vorfeld durchgeführten und unabhängigen visuellen Untersuchungen). Das Gleiche galt umgekehrt auch für Männer (in Bezug auf Frauen), was den Schluss nahelegt, dass eine Person, die uns rein äußerlich gefällt, uns tatsächlich leichter erobern könnte, indem sie uns (wortwörtlich) »an der Nase herumführt«.

Aber lassen wir Pheromone und Symmetrien einmal beiseite. Zu den möglichen Faktoren bei der Entscheidung, ob eine Person uns rein anhand ihres Geruchs gefällt oder nicht, gehören die Gene des sogenannten Haupthistokompatibilitätskomplexes oder MHC (engl. *Major Histocompatibilty Complex*). Sie spielen eine wichtige Rolle bei der Resistenz gegen Erreger sowie der Regulierung des Immunsystems (das für die Verteidigung des Organismus gegen Krankheiten und Parasiten sorgt). Experimente haben dabei gezeigt, dass einige Tiere – besonders Mäuse, aber auch der Mensch – Gerüche bevorzugen, die dem jeweiligen Exemplar zu erkennen geben, dass das Gegenüber sich hinsichtlich dieser Gruppe von Genen von ihm unterscheidet. Aber weshalb? Es gibt die Theorie, dass wir durch die Wahl von kompatiblen Partnern, deren MHC deutlich anders aussieht als unser eigener, unsere Nachkommen mit Erbgut ausstatten wollen, das sie widerstandsfähiger gegenüber Krankheiten und Parasiten macht, als wir es sind: Es handelt sich demnach also um eine ausgeklügelte Taktik der Evolution.

MUSIK IN MEINEN OHREN

Im Tierreich kommt es bei manchen Spezies vor, dass Männchen und Weibchen sich nicht sehen können, sei es aufgrund von Dunkelheit oder wegen zu großer Distanzen. Viele Tiere, vor allem Amphibien und Säugetiere, nutzen daher das Gehör, um festzustellen, wie der oder die andere aussehen könnte. Wie das? Anhand der Frequenzen des Rufs. Tiefe Frequenzen weisen nämlich im Allgemeinen innerhalb ein und derselben Spezies auf Exemplare mit größerem Körper hin, während höhere Frequenzen (also schrillere Geräusche) eher eine zierliche Gestalt offenbaren. Tierarten, bei denen Männchen und Weibchen deutliche Größenunterschiede aufweisen, können demnach die Ohren spitzen und im Voraus zu erkennen versuchen, ob das Exemplar, auf das sie sozusagen ein Auge geworfen haben, eher korpulent oder eher sehr schlank ist. Das ermöglicht es ihnen, schon vor einer Begegnung abzuwägen, ob es die Mühe wert ist.

Beim Menschen läuft es zwar nicht ganz genauso ab, aber einige Experimente legen nahe, dass das Gehör auch für uns eine wichtige Rolle bei der Partnerwahl spielt. Auf Männer wirken beispielsweise Frauenstimmen besonders fesselnd, die eine hohe Tonlage aufweisen, frischer klingen und ein zartes Hauchen mit sich bringen. Wahrscheinlich weil das Anzeichen für einen zierlichen Körperbau sind, aber auch für Jugend (da Frauenstimmen dazu neigen, mit dem Alter tiefer zu werden). Frauen scheinen im Gegenzug Männer mit tiefer Stimme zu bevorzugen, was sowohl eine gewisse Stattlichkeit des Körperbaus verspricht als auch, wahrscheinlich, einen hohen Testosteronspiegel – also große Mengen des Hormons, das für männliche Geschlechtsmerkmale verantwortlich ist. Wie bei den Augen ist auch die auditiv vermittelte Attraktivität Schwankungen unterworfen, die von der Phase des Menstruationszyklus abhängen: Um die fruchtbaren Tage herum fällt die Vorliebe für tiefe Stimme stärker aus.

Wenn einerseits unser Gehör als Messgerät für Attraktivität fungiert, scheint es andererseits, dass die Stimme fast schon strategisch eingesetzt werden kann, um uns für andere begehrenswerter zu machen: Aus einigen Studien geht hervor, dass wir sie in der Tat »stimmen« wie ein Musikinstrument. Es gibt demnach Belege, dass manche Frauen im Beisein eines als attraktiv empfundenen Mannes ihre Stimme verstellen und sie schriller klingt als sonst. Andere Untersuchungen, die am Albright College in Pennsylvania durchgeführt wurden, haben hingegen eine gewisse Tendenz festgestellt, mit einer tieferen Stimme zu sprechen, wenn Nachrichten auf dem Anrufbeantworter von Unbekannten hinterlassen werden, die man auf einer Fotografie attraktiv fand – und das gilt für Männer und Frauen gleichermaßen.

Wahrscheinlich schlagen wir tiefere oder höhere Töne an, weil wir ganz unbewusst versuchen, attraktive Personen auch durch den Klang unserer Worte zu verführen. Zwar müssten die entsprechenden Studien mit größeren Versuchsgruppen wiederholt werden, aber die bisherigen Ergebnisse deuten an, dass es Frauen häufig gelingt, mithilfe der Stimme ihren Sex-Appeal zu verstärken – während Männer hingegen weniger Glück damit haben.

AUF TUCHFÜHLUNG

Um uns klarzumachen, wie entscheidend der Tastsinn im Puzzlespiel der körperlichen Anziehung ist, brauchen wir nur an die Geschichte mit dem Kaffee zu denken. Ganz genau, Kaffee, denn ein Forscherteam der University of Colorado und der Yale University hat den Teilnehmern an einer Verhaltensstudie einfach nur Becher mit Kaffee serviert und so herausgefunden, wie auch taktile Wahrnehmungen unsere Einstellung gegenüber anderen verändern. Genauer gesagt: Es genügte, einen schön warmen Becher Kaffee in der Hand zu halten, und die Teilnehmer der Studie verhielten sich Fremden gegenüber offener und großzügiger. Und andersherum sorgte kalter Kaffee für die entgegengesetzte Reaktion.

Dieser Versuch wurde mit 41 Probanden durchgeführt und anschließend in »Science« veröffentlicht. Die Teilnehmer wurden gebeten, jemandem kurz einen Becher abzunehmen (bei einigen war die enthaltene Flüssigkeit warm, bei anderen war sie durch die Zugabe von Eiswürfeln stark abgekühlt), während sie im Fahrstuhl in den vierten Stock hinauffuhren, wo ihres Wissens das eigentliche Experiment wartete. Dort mussten sie die Beschreibung einer erfundenen Person lesen und einen Fragebogen darüber ausfüllen, wie sie deren Persönlichkeit einschätzten. Alle Bewertungen, die reich an positiven Eigenschaften waren, ließen sich auf den warmen Becher zurückführen; wer das kalte Gefäß halten musste, blieb in seiner Einschätzung eher distanziert und kühl.

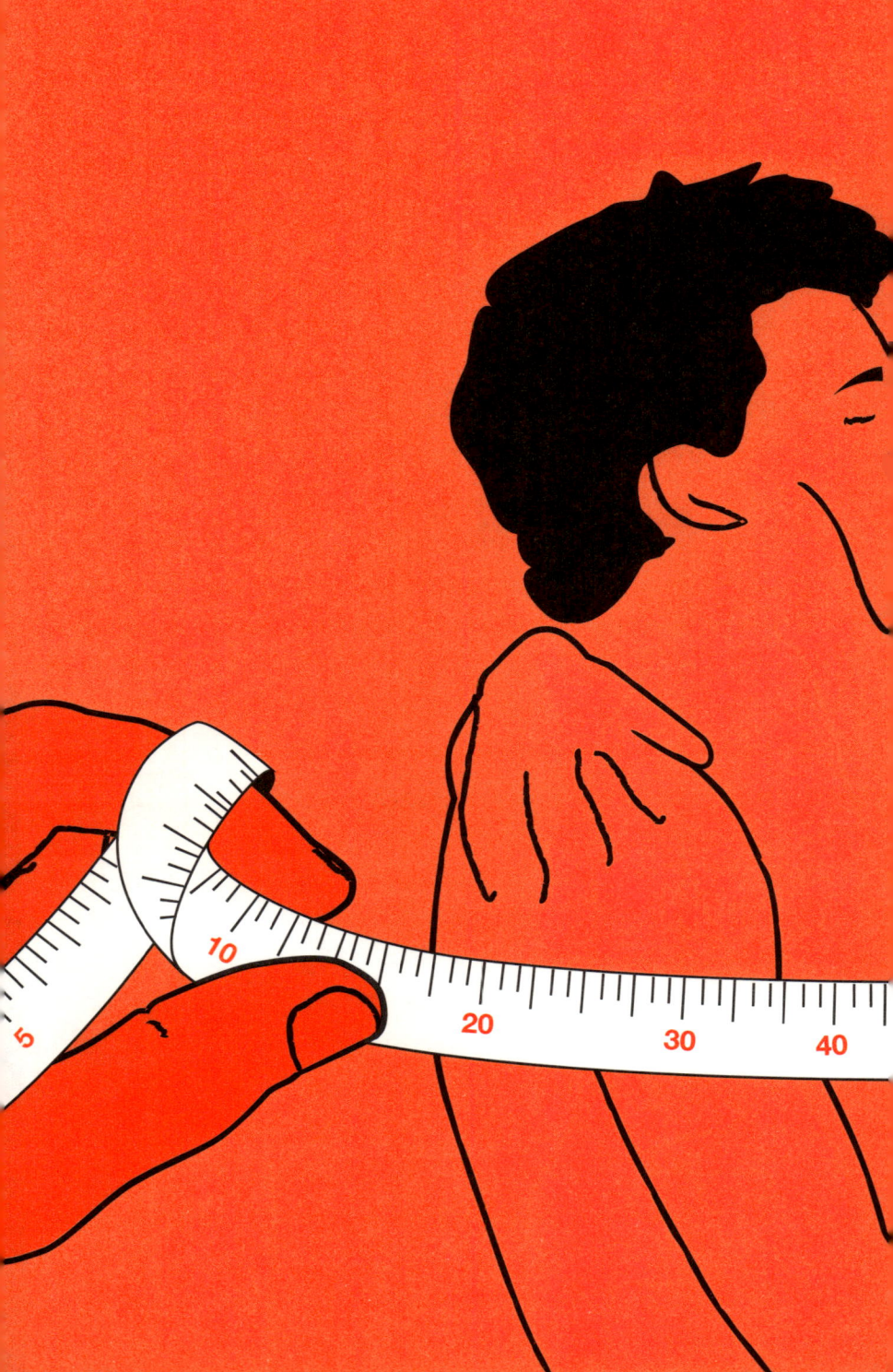

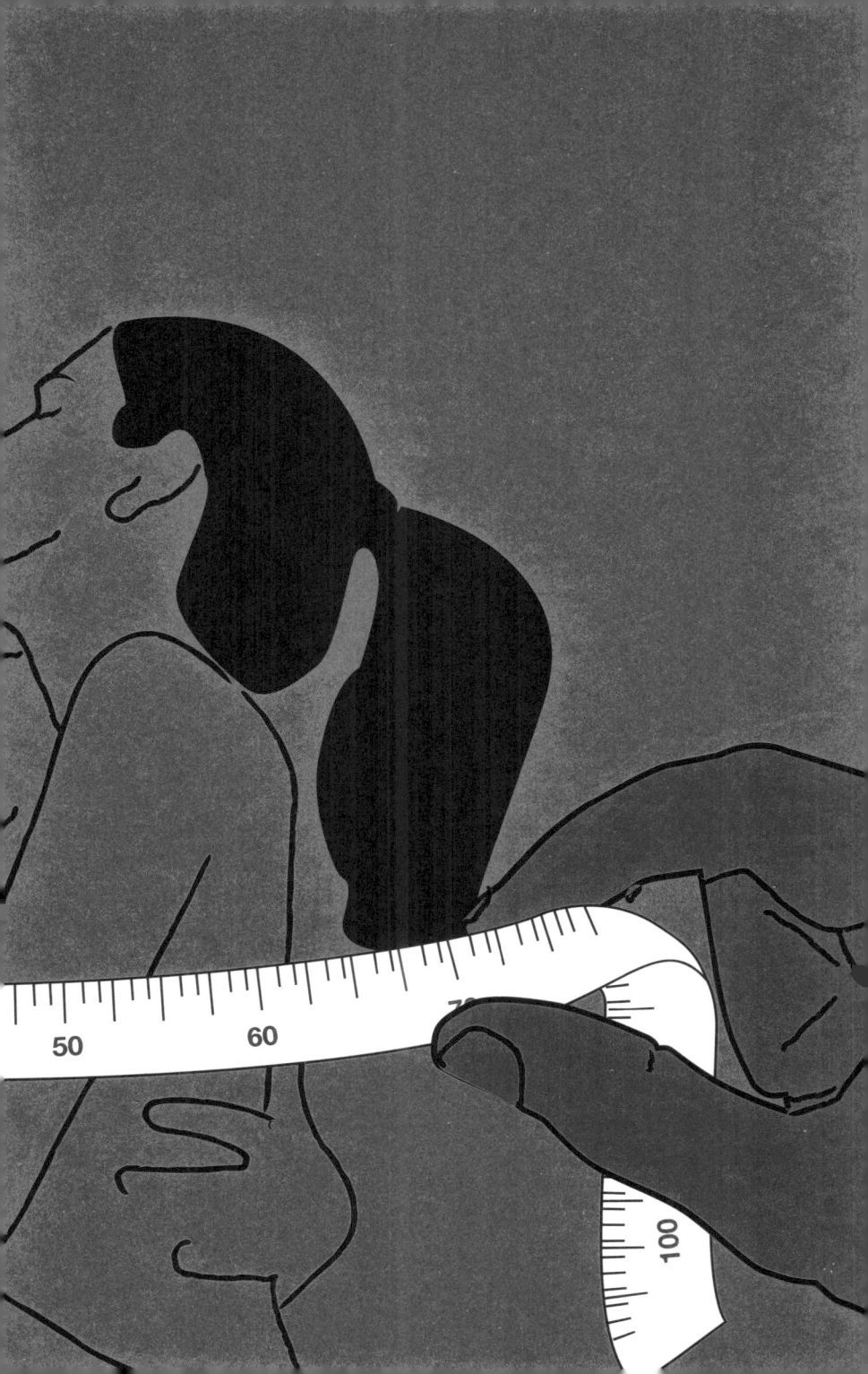

MUND AN MUND

Nachdem wir die Augen aufgesperrt, die Ohren
gespitzt, unser Gegenüber beschnuppert und abgetastet
haben, fällt meist dem Mund die Aufgabe zu, den nächsten
Schritt zu tun. Und das tut er mit dem Kuss, in dem Augenblick,
wenn die körperliche Anziehung konkrete Formen annimmt
und einen regelrechten Cocktail sinnlicher Wahrnehmungen
über uns ausschüttet. Wie funktioniert so ein Kuss? Und wie hat
sich diese eigenartige Strategie entwickelt? Für die Erforschung
dieses leidenschaftlichen Phänomens ist ein eigener
Zweig der Wissenschaft gegründet würden, die
sogenannte *Philematologie*.

DER GESCHMACK EINES KUSSES

Der Mund gehört zu den Körperregionen mit der höchsten Konzentration an taktilen Nervenenden. Schon wenn sich die Lippen berühren, sind daran fünf der insgesamt zwölf Nerven des menschlichen Schädels beteiligt. Sie übertragen während des Kusses Informationen wie den Druck und die Temperatur der Lippen oder die Menge an Speichel, die darüber entscheidet, ob die Zungen übereinander hinweggleiten oder es zu Reibung kommt, sowie mögliche (wenngleich nicht zu wünschende) Schmerzempfindungen.

Der Mund enthält auch alle unsere Geschmacksrezeptoren: Die Oberseite der Zunge, auch Zungenrücken genannt, ist übersät mit winzigen Erhebungen, den sogenannten *Papillen* (oder Zungenwärzchen, insgesamt etwa 9000–10000), und diese sind in der

Lage, uns Dinge über den Partner zu erzählen, die allen anderen Sinnen verborgen bleiben. Wie viele Stunden ist es her, seit unser Gegenüber sich zuletzt die Zähne geputzt hat? Hat er ein alkoholisches Getränk zu sich genommen? Was hat er wohl zu Abend gegessen? Aber das betrifft nicht nur seine Gewohnheiten: Wissenschaftlern zufolge wird ein Kuss auch im Handumdrehen zum Prüfstein der Gesundheit unseres Gegenübers; da man sich dabei extrem nahe kommt, füllen sich unsere Nasenflügel mit dem Atem des anderen, und diese intensive olfaktorische Erkenntnis ermöglicht es uns, seine genetische Kompatibilität mit uns noch gründlicher abzuwägen.

Insbesondere der erste Kuss ist ein derart wichtiger Moment bei der Wahl eines Partners, dass einer Studie der University of Albany von 2007 zufolge ein »schlechter« erster Kuss in der Mehrzahl der Fälle zu einer endgültigen Abkehr von einer Person führt, auch wenn wir uns bis zu dem Zeitpunkt sehr zu ihr hingezogen gefühlt haben. Wer den Spruch »Den ersten Kuss vergisst man nie« bisher als kitschiges Gerede abgetan hat, irrt sich: Wir er-

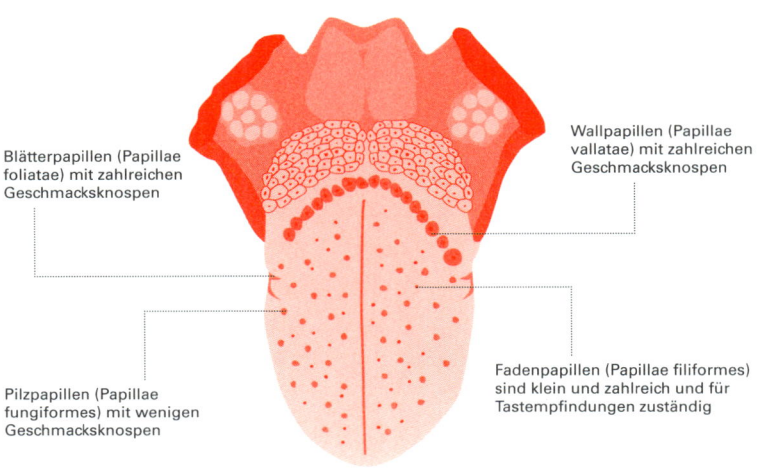

Blätterpapillen (Papillae foliatae) mit zahlreichen Geschmacksknospen

Wallpapillen (Papillae vallatae) mit zahlreichen Geschmacksknospen

Pilzpapillen (Papillae fungiformes) mit wenigen Geschmacksknospen

Fadenpapillen (Papillae filiformes) sind klein und zahlreich und für Tastempfindungen zuständig

Abbildung 7 Aufbau der Zungenoberseite mit den verschiedenen Papillentypen

innern uns, egal wie viel Zeit seitdem vergangen ist, noch an bis zu 90 % der Details. An den Ort, daran, wer den ersten Schritt gemacht hat, welches Lied gerade im Radio lief. Es ist erwiesen, dass unser erster Kontakt von Mund zu Mund mit einer anderen Person uns sogar noch stärker in Erinnerung bleiben kann als der erste wirkliche sexuelle Kontakt.

KÜSSEN WIE GOTT IN FRANKREICH

Ein Kuss mit Zunge, auch bekannt als *French Kiss*, stellt für unseren Körper eine große koordinatorische Herausforderung dar. Um loszulegen, muss nämlich der Unterkiefer verschoben werden, der einzige bewegliche Knochen des Schädels, es müssen 23 oder 24 Muskelpartien in Gesicht, an Hals und Kopf sowie Dutzende weitere Muskeln aktiviert werden. Die wichtigste Komponente ist der *Musculus orbicularis oris*, der Ringmuskel des Mundes, und der besteht aus einer Reihe von Muskelsträngen, die als elliptischer Ring um die Lippen liegen. Er ermöglicht es uns, die Form der Lippen zu verändern, sie zu schließen oder zusammenzupressen, zum Beispiel wenn wir pfeifen. Nicht zu vergessen natürlich die Zunge, ein Organ aus Muskeln und Schleimhäuten, das über beeindruckende Beweglichkeit verfügt. All das ist beim Zungenkuss in Bewegung, ohne dass man dabei aufhören könnte, den eigenen Speichel zu schlucken, ein- und auszuatmen oder vielleicht sogar den Atem an die eigenen Bewegungen und die Bewegungen des glücklichen Koprotagonisten des Kusses anzupassen.

BIOCHEMISCHE UNTERSUCHUNGEN
HABEN GEZEIGT, DASS …

Zwei Personen, die ihre Lippen öffnen und zulassen, dass ihre Zungen miteinander in Kontakt kommen, gewähren damit auch allen Substanzen Durchlass, die sich gerade in ihrem Mund befinden. Hauptsächlich handelt es sich dabei um Wasser (zu 98 %), aber auch um alle übrigen Bestandteile des Speichels, also der Flüssigkeit, die von den Drüsen der Mundhöhle abgegeben wird. Er enthält in der Regel auch kleine Mengen an Schleim, der aus Polysacchariden und Glykoproteinen besteht, aus Elektrolyten wie Natrium, Kalium, Calcium und Magnesium sowie einigen Enzymen, wie etwa Lysozym, das die Zellwand bestimmter Mikroben aufschlitzen kann wie ein Messer und eine antibakterielle Funktion erfüllt.

Und natürlich kann ein Kuss auch Viren und Erreger übertragen (wie jeder weiß, der sich Pfeiffer'sches Drüsenfieber, auch bekannt als die Kusskrankheit, eingefangen hat oder an Lippenherpes leidet), wenngleich die allermeisten blinden Passagiere absolut unschädlich sind.

WIE EINE DROGE

Die Folgen eines Kusses? Die Gesamtheit der Impulse – vom Mund über das Gesicht, von der Muskulatur über die Haut –, die das Gehirn erreichen, ist eine regelrechte Woge und entfesselt eine rasche Abfolge von physiologischen Reaktionen, die der ganze Körper spürt. Die wichtigsten Botenstoffe sind chemische Substanzen wie Dopamin, Oxytocin, Serotonin und Adrenalin, die gemeinsam auf das Lustzentrum einwirken. Dopamin bewirkt Euphorie und Begeisterung (es wirkt auf dieselben Bereiche wie Kokain) und nicht zuletzt eine Steigerung des Verlangens; Oxyto-

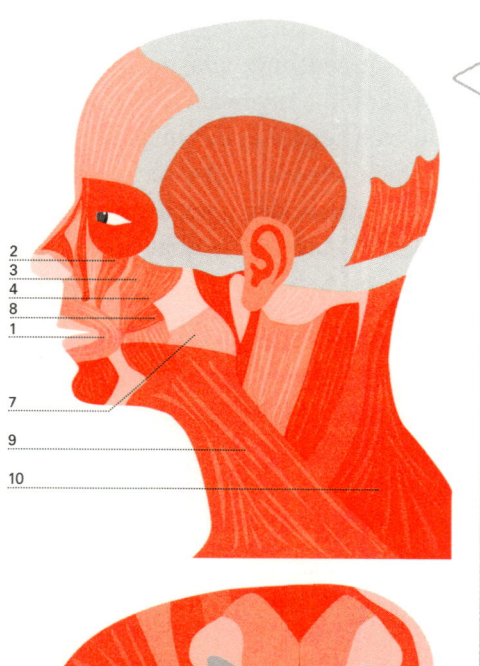

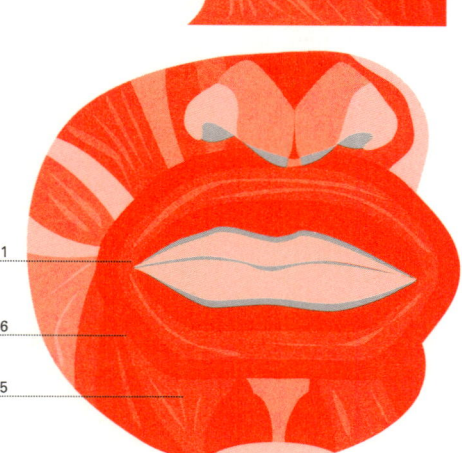

1 *Orbicularis oris* ➤ Ringmuskel des Mundes: ermöglicht es, die Lippen zu schließen und zusammenzuziehen

2 *Levator labii superioris* ➤ Oberlippenheber

3 *Zygomaticus minor* ➤ Kleiner Jochbeinmuskel

4 *Zygomaticus maior* ➤ Großer Jochbeinmuskel

5 *Depressor labii inferioris* ➤ Unterlippensenker

6 *Depressor angulis oris* ➤ Mundwinkelsenker

7 *Masseter* ➤ Kaumuskel: ermöglicht es, den Unterkiefer zu bewegen

8 *Buccinator* ➤ Trompetermuskel, Backenmuskel

9 *Platysma* ➤ Ein Hautmuskel des Halses: hilft beim Senken des Unterkiefers

10 *Trapezius* -> Trapezmuskel: streckt, dreht und neigt den Kopf seitlich

Abbildung 8 Einige der am Kuss beteiligten Muskeln. Der *Levator labii superioris*, der *Zygomaticus maior* und der *Zygomaticus minor* arbeiten zusammen, um die Oberlippe und die Mundwinkel nach oben zu schieben. Der *Depressor labii inferioris* und der *Depressor anguli oris* schieben gemeinsam die Unterlippe und die Mundwinkel nach unten.

cin trägt zur Entstehung eines Gefühls der Bindung zwischen den beteiligten Personen bei.

Die Folgen dieser Mixtur schließen eine Weitung der Blutgefäße ein (dafür sorgt insbesondere das Adrenalin), eine sprunghafte Zunahme der Sauerstoffzufuhr des Gehirns und eine Erhöhung des Herzschlags. Die Atmung wird hingegen zunehmend tiefer, der Atem geht schwerer, wie bei körperlichem Training. Zusammengefasst: Wir fühlen uns mit einem Mal ganz anders, und die Symptome, die wir mit Verliebtheit assoziieren, nehmen zu.

Ist der Kuss angenehm, sinkt außerdem der Cortisolspiegel rapide ab, also die Konzentration des sogenannten »Stresshormons«. Das bewirkt, dass wir uns entspannter fühlen und ein eventuelles Unbehagen nachlässt. Stört uns hingegen irgendetwas, nimmt das Cortisol zu und gibt uns schnell das Gefühl, nicht weitermachen zu wollen.

Der *Homunculus*

Die Fläche der Großhirnrinde (Cortex), die der Verarbeitung der Reize von Mund und Zunge gewidmet ist, fällt im Vergleich zu der für den restlichen Organismus zuständigen Partie unverhältnismäßig groß aus. Auch die mit den Händen verbundenen Anteile sind sehr ausgedehnt. Das liegt daran, dass der sogenannte somatosensorische Cortex – also der Teil der Großhirnrinde, der jedem einzelnen Teil des Körpers zugeordnet ist – proportional zu der Präzision ausfällt, mit der der entsprechende Bereich überwacht werden muss: Die Ausdehnung des somatosensorischen Cortex ist also proportional zur Nervendichte im jeweiligen Gebiet, nicht zur Größe des Körperteils.

Die Abbildung auf der nächsten Seite (Abbildung 9) zeigt, wie unser Körper aussehen würde, wenn die Proportionen der einzelnen Körperteile zueinander dem Verhältnis der Hirnareale entsprächen, die bei der Verarbeitung der jeweils dort wahrgenommenen Reize aktiviert werden. Man sieht auf den ersten Blick, dass die männlichen Genitalien trotz ihrer vielen Nervenenden

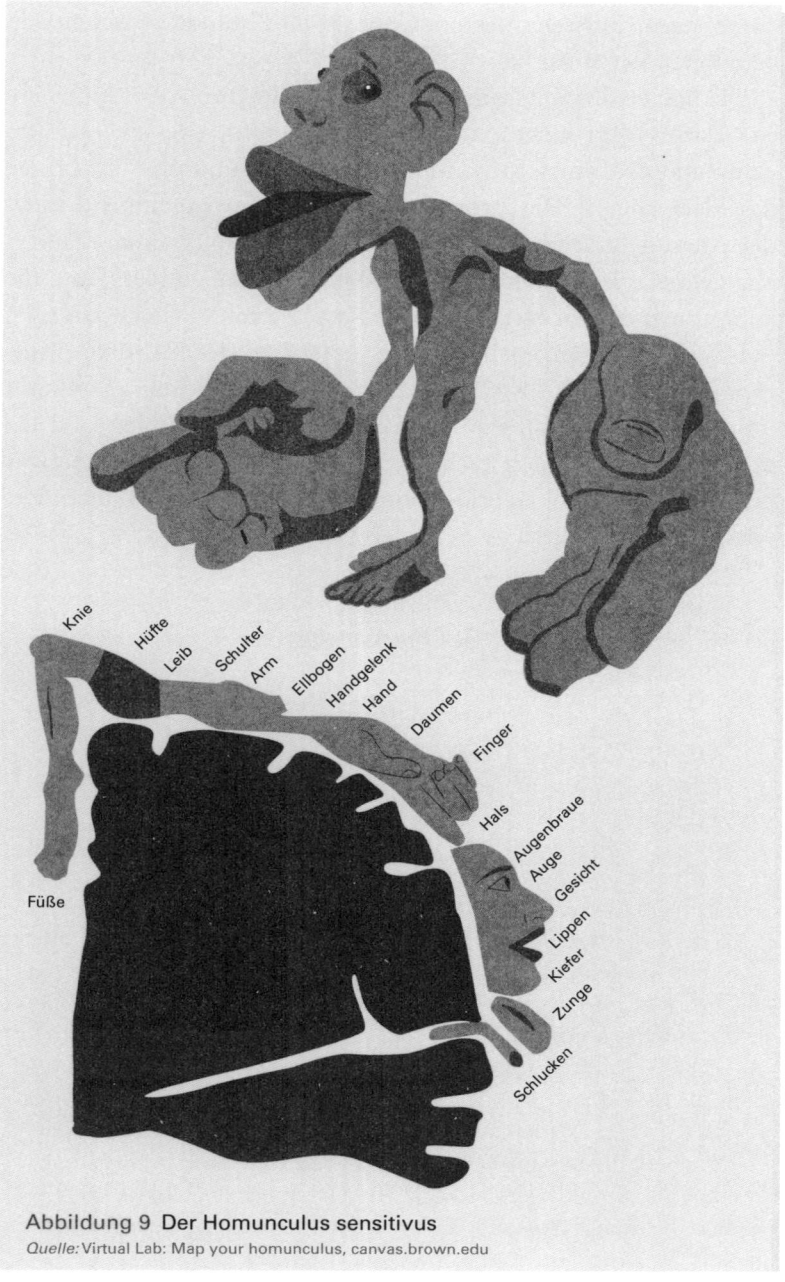

Abbildung 9 Der Homunculus sensitivus
Quelle: Virtual Lab: Map your homunculus, canvas.brown.edu

den Lippen nicht das Wasser reichen können. Die entsprechenden Daten zum weiblichen Geschlecht sind hier nicht abgebildet, aber auch bei den Frauen fiele der Mund größer aus als die Geschlechtsteile.

Diese Figur, die auf den Namen *Homunculus sensitivus* getauft wurde (Homunculus bedeutet in etwa Menschlein), ist eine karikaturistische Darstellung aus den fünfziger Jahren. Der Neurologe Wilder Penfield beobachtete die Reaktionen des Körpers lokal betäubter Patienten auf gezielte elektrische Reize, die auf den somatosensorischen Cortex ausgeübt wurden. Heute gibt es dafür viel ausgeklügeltere Systeme, allen voran modernste *Neuroimaging*-Verfahren, mit deren Hilfe Morphologie und Funktion des Gehirns visuell dargestellt werden können. Dank dieser bildgebenden Technologie werden neue Erkenntnisse gesammelt, vor allem was die Empfindlichkeit der Geschlechtsorgane betrifft, insbesondere der weiblichen. Aber auch andere Körperregionen haben sich inzwischen als äußerst interessant erwiesen, etwa die Brustwarzen.

Wer seinen eigenen *Homunculus* erstellen möchte, der die ganz persönliche Empfindsamkeit seiner jeweiligen Körperteile widerspiegelt, hat die Chance dazu. Eine Gruppe von Neurowissenschaftlern am Max Planck Florida Institute for Neuroscience hat ein *Citizen-Science*-Projekt gestartet (das also die aktive Teilnahme der Bevölkerung vorsieht), mit dessen Hilfe man sich sein Menschlein innerhalb weniger Minuten anhand eines Tests online erstellen kann. Es heißt »The Homunculus Mapper«, und um daran teilzunehmen braucht man, außer einem Internetzugang, nur ein Lineal und ein paar Zahnstocher.

WIESO GEFÄLLT UNS DAS?

Für 10 % der Weltbevölkerung existiert der Kuss nicht. In einigen Kulturen ist diese Geste tabu, mit Schande verbunden, mit Aberglauben belegt oder aber als unhygienisch angesehen. In manchen Ländern wird er in Filmen und anderen medialen Darstellungsformen zensiert, und manchmal ist dort ein Kuss in der Öffentlichkeit sogar gesetzlich verboten. In 90 % der Welt küsst man sich jedoch und für die allermeisten von uns stellt der Kuss eine ganz natürliche, instinktive und angenehme Geste dar, die benötigt wird, um gefühlsmäßige zwischenmenschliche Bindungen zu festigen – und Küssen ist nicht zuletzt auch Teil des Vorspiels, das zum Geschlechtsverkehr hinführt. Aber weshalb hat der Kuss diese Bedeutung erlangt? Anders gefragt: Wieso haben wir Lust, jemanden zu küssen, zu dem wir uns hingezogen fühlen?

Die Rolle des Kusses im Prozess der Partnerwahl ist erst in den vergangenen Jahren in Augenschein genommen worden und stellt nach wie vor ein *work in progress* dar. Die Forschung ist noch dabei, die möglichen Faktoren zu untersuchen, die den Menschen dazu gebracht haben könnten, ausgerechnet diese Geste zu verwenden. Damit einher geht die Suche nach ihren Ursprüngen, sowohl in der Geschichte der Spezies als auch beim einzelnen Menschen. Wir wissen immerhin, dass der Ausgangspunkt für die zahlreichen erforschten Hypothesen fast immer die Lippen sind: mit der empfindlichste Bereich unseres Körpers und gleichzeitig einer der exponiertesten.

Freud vertrat die Ansicht, dass der Kuss einen Erwachsenen an die frühe Erfahrung erinnert, an der Mutterbrust gestillt zu werden. Man muss dazu sagen, dass der Muskel, der die Lippen beim Küssen bewegt, derselbe ist, den wir als Säugling zum Nuckeln verwenden, nämlich der Mundringmuskel. Und dass der Stillvorgang zu den allerersten sinnlichen und lustvollen Erfahrungen unseres Lebens gehört. Einige Anthropologen und Verhaltensforscher vertreten die These, das Küssen hätte seinen Weg in die Allgemeinheit gefunden, indem es sich aus dem Brauch des »Witterns« entwickelt habe: also aus der Praxis, sich anderen Individuen anzunähern und sie mit der Nase zu berühren, um sie am Geruch zu erkennen. Einer anderen These zufolge stammt der Kuss vom »Mund-zu-Mund« ab, das unsere Vorfahren verwendeten und auch heute noch viele Tiere praktizieren, um die von den Eltern vorgekaute Nahrung an den Nachwuchs weiterzugeben, bis die Kleinen eigenes Kauwerkzeug entwickeln. Das beste

Beispiel sind Vögel und ihre Brut. Der Einsatz der Zunge hängt in diesem Fall mit der Notwendigkeit zusammen, die Mahlzeit in den Mund der Nachkommen zu schieben, nachdem sie klein gemahlen und mit dem eigenen Speichel aufgeweicht wurde.

AUGEN AUF ODER AUGEN ZU?

Vielleicht ist es uns auch schon einmal passiert: Man gibt sich einem langen, leidenschaftlichen Kuss hin, öffnet die Lider einen Spalt, um zu sehen, was um einen herum geschieht, und ist auf einmal mit der peinlichen Situation konfrontiert, dass das Gegenüber, während es eifrig seinen Speichel mit dem eigenen vermengt, die Augen weit aufgerissen hat. Vielen wird das sicher aufgestoßen sein, während andere sich nach wie vor fragen: Wer ist im Recht? Was hat man mit seinen Augen während eines Kusses anzustellen?

Vor allem: keine Panik. Es gibt keine Regeln, kein Richtig oder Falsch. Solange der andere nicht im Bann eines Fernsehapparats steht oder sehnlich auf die Uhr starrt, gibt es keinen Grund zur Sorge und schon gar keinen, beleidigt zu sein. Es könnte ganz einfach sein, dass unser Partner uns gerne betrachtet: Viele empfinden das als erregend, vor allem, wenn der Blick irgendwann als Zeichen der Innigkeit erwidert wird. Sich in die Augen zu sehen, kurz bevor die Lippen sich berühren, kann außerdem erwiesenermaßen eine unglaubliche Wirkung auf die Gefühle haben. Bei einer Studie wurden zwei Menschen, die sich nicht kannten, einander gegenübergestellt und dann aufgefordert, sich einige persönliche Dinge zu erzählen. Anschließend sollten sie ohne zu sprechen stehen bleiben und sich ansehen. Viele von ihnen haben tatsächlich bestätigt, nach dem Blickkontakt eine starke Anziehung verspürt zu haben.

Obwohl ganze Generationen romantischer Filme den Mythos am Leben erhalten und weiter genährt haben und man es schon gar nicht mehr hinterfragt, stellt der Zusammenhang zwischen geschlossenen Augen beim Küssen und der Intensität der Gefühle auch für die Wissenschaft noch immer ein großes Fragezeichen dar. Und falls wir die Augen schließen, so ist es höchstwahrscheinlich eher eine allgemeine Frage der Konzentration.

Eine neuere Untersuchung der University of London hat beispielsweise ergeben, dass niemand Geringeres als unser Gehirn dafür sorgt, dass der visuelle Kanal geschlossen wird, wenn wir uns stattdessen dem Tastsinn hingeben wollen, um nicht durch übermäßigen Input abgelenkt zu werden. Der Versuch war nicht unbedingt auf Paare ausgelegt, die sich innig küssen, vielmehr sollten die Probanden ein paar einfache visuelle Tests ausführen, ähnlich denen beim Augenarzt, während ihre Reaktion auf bestimmte taktile Reize überwacht wurde. Je anspruchsvoller die visuellen Tests wurden, desto weniger achtete die Personen auf die taktilen Signale, was den Schluss nahelegt, dass unser Bewusstsein dafür, irgendetwas oder irgendjemanden zu berühren, dramatisch abzunehmen droht, wenn unsere Augen mit etwas anderem beschäftigt sind. Die daraus abgeleiteten Erkenntnisse für den Kuss greifen womöglich zu kurz, aber die Vorstellung, dass unser Verstand es uns ermöglicht, den Kontakt mit unserem Gegenüber noch intensiver wahrzunehmen, indem wir ganz einfach die Augenlider senken, ist, vorsichtig formuliert, doch einfach faszinierend.

Reichst du mir bitte mal ein paar Mikroben?

Als Abschlepp-Strategie ist das zwar nicht zu empfehlen, aber es ist wissenschaftlich erwiesen, dass Küssen den Austausch von Bakterien fördert. Während eines wenige Sekunden dauernden Kusses werden nämlich zahllose Mikroorganismen – in der Größenordnung von Dutzenden Millionen – von einem Mund in den anderen befördert. Damit gehört Küssen sicher zur angenehmsten Möglichkeit, unsere Mikroflora zu stärken, also das Ökosystem der Mikroorganismen, die unseren Körper bewohnen. Insbesondere ist natürlich die orale Mikroflora, speziell die im Speichel der Beteiligten, betroffen, die sich durch die wiederholte Vermengung von Körpersäften zunehmend ähnlicher wird. Ab einem Schwellenwert von neun mehr oder weniger leidenschaftlichen Küssen pro Tag kann man sie als identisch betrachten.

Herausgefunden hat diese Tatsache ein Forscherteam aus Amsterdam, das vor einigen Jahren Paare nach deren Kussfrequenz befragt und ihnen mehrfach Speichelproben entnommen hat. Bei den langjährigen Paaren waren die erfassten Bakterien bei beiden Partnern gleich. Kontrollproben, die von Individuen ohne Kontakt zueinander entnommen wurden, ergaben im Vergleich dazu hingegen eine größere Abweichung. Ist man lange zusammen, teilt man irgendwann also auch die Flora, zumindest die auf der Zunge.

Um die Anzahl von Mikroben pro Kuss zu errechnen, wurden vor und nach dem Kontakt der Partner Proben entnommen, wobei einer der beiden unmittelbar davor ein Probiotikum eingenommen hatte, also im Grunde einen dieser handelsüblichen Joghurtdrinks mit lebenden Kulturen. Es wurde festgestellt, dass die Menge probiotischer Bakterien im Speichel des zweiten Partners, der keinen Drink bekommen hatte, nach dem Kuss dreimal so hoch war wie davor und dass innerhalb von 10 Sekunden etwa 80 Millionen Bakterien hinübergewandert waren.

Natürlich hängt es immer auch davon ab, wen wir küssen und welche Art von Bakterien in dessen Mundraum leben. Aber eine Studie wie diese macht deutlich, dass man Küssen durchaus als gesund bezeichnen kann: Im selben Maße, wie die Vielfalt unserer Mikroflora zunimmt, steigt auch die Anzahl der Mikroorganismen, gegen die wir Antikörper entwickeln und die uns daher weniger anhaben können – kurz: Je mehr wir küssen, desto stärker wird unser Immunsystem.

Rechts oder links?

Auf welche Seite neigt man den Kopf, um sich nicht mit dem Partner die Nase zu stoßen, wenn man sich für einen Kuss nähert? Beim Warten an Bahnhöfen, Flughäfen, bei Aufenthalten in Parks und am Strand holte sich der Psychologe Onur Güntürkün von der Ruhr-Universität Bochum nicht nur seine Inspiration, sondern auch seine Daten. Über zweieinhalb Jahre hinweg erfasste er den Austausch von Zärtlichkeiten. Insgesamt 124 Paare zwischen 13 und 70 Jahren, die er in den Vereinigten Staaten, in Deutschland und in der Türkei beobachtete, verrieten ihm, dass in zwei von drei Fällen der Kopf nach rechts geneigt wird und nur in einem nach links.

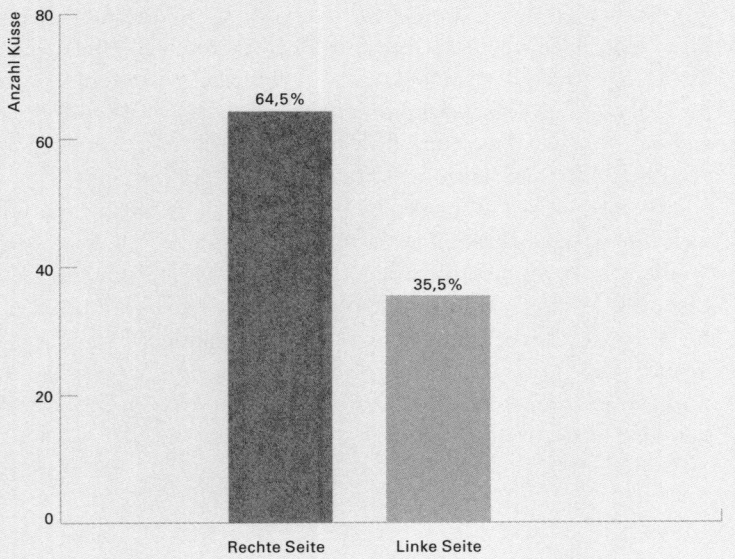

Abbildung 10 Das Verhältnis zwischen Personen, die den Kopf nach rechts neigen, und Personen, die den Kopf nach links neigen, beträgt etwa 2:1. Diese Information beruht auf der Beobachtung von 124 Paaren.

Eine mögliche Erklärung hierfür vermuten Wissenschaftler in der Tendenz von rund 80 % der Mütter, mit links zu stillen, was das Kind daran gewöhnt, den Kopf nach rechts zu neigen. Die Ursprünge dieses Verhaltens könnten jedoch auch noch weiter zurückliegen und manchen Theorien zufolge mit der Position und den Bewegungen des Fötus im Mutterleib zusammenhängen.

ERREGTE GEDANKEN: WAS GESCHIEHT IM GEHIRN?

Dank des technologischen Fortschritts und immer raffinierteren Messinstrumenten ermöglichen uns die Neurowissenschaften mithilfe des *Neuroimaging* immer mehr Einblicke in unser Gehirn. Wie unter einem Vergrößerungsglas können wir beobachten, was in unserem Kopf geschieht, wenn uns der Strudel der körperlichen Anziehung packt. Welche Mechanismen löst die Person, die uns so gefällt, in unserem Gehirn aus? Ist das bei allen so? Obwohl viele Aspekte des Begehrens und ganz allgemein des Verliebens uns nach wie vor große Rätsel aufgeben, finden wir langsam Antworten auf manche Fragen.

ATTRAKTIVITÄT UNTER LABORBEDINGUNGEN

Bei dem Großteil der Untersuchungen zu den Vorgängen im Gehirn einer Person, die sich zu einer anderen stark hingezogen fühlt, wurde untersucht, wie die Probanden auf Bilder von Personen und Situationen reagiert haben, es wurde also der visuelle Kanal genutzt. Auch heute noch stützen sich die wichtigsten Studien auf die neuronalen Reaktionen von Testpersonen, denen Fotografien von unterschiedlich attraktiven Personen vorgesetzt werden, in erster Linie Aufnahmen von deren Gesichtern.

Aber es handelt sich dabei natürlich nicht um blindlings ausgesuchte Bilder. Die im Labor eingesetzten Aufnahmen stellen jeweils Sequenzen von Bildern dar und stammen aus Datenbanken, die von vielen Wissenschaftlern gemeinsam genutzt werden. Sie enthalten Hunderte Farbfotografien von Männern und Frauen jeden Alters, die eigens zusammengestellt wurden: Das garantiert einen belastbaren Standard sowohl bei experimentellen Untersuchungen zu Emotionen als auch bei denen zur Aufmerksamkeit.

Und die Hilfsmittel? Welche Technologien haben es den Wissenschaftlern ermöglicht, so genau herauszufinden, was verschiedene Bilder in uns auslösen und wann?

Eine der meistverwendeten Methoden ist in diesem Bereich die Elektroenzephalographie (kurz EEG), mit der die Schwankungen der elektrischen Spannung gemessen werden, die unsere Hirnaktivität verursacht. Sie liefert binäre Ja-Nein-Informationen darüber, ob das Gehirn auf einen bestimmten Reiz reagiert oder nicht. Das Verfahren ist nicht-invasiv und erfordert die Befestigung vieler kleiner Elektroden an der Kopfoberfläche (hierzu zieht man eine spezielle Gummihaube auf, die große Ähnlichkeit mit einer Badekappe hat). Die Ortsauflösung ist sehr beschränkt, weshalb sich die Methode nicht eignet, um die genaue Lage der Hirnareale zu bestimmen, die jeweils aktiviert werden. Dennoch findet sie nach wie vor häufig Anwendung, sowohl in der Forschung als auch in der Diagnostik, etwa bei Epilepsie: Dank ihrer hohen Zeitauflösung sind die neuesten Geräte in der Lage, Differenzen im Millisekundenbereich aufzuzeichnen.

Moderner und in gewisser Hinsicht faszinierender ist die funktionelle Magnetresonanztomographie (fMRT), die es ermöglicht, eine dreidimensionale Darstellung der aktivierten Hirnrindenareale zu erstellen.

Wie erfolgt eine solche Untersuchung? Man muss für einige lange Minuten regungslos ausgestreckt auf einer ausfahrbaren Liege verbringen, während der Kopf in einer Art Tunnel steckt. Im Inneren dieser Röhre werden mithilfe eines starken Magnetfeldes und Radiowellen die Bereiche des Gehirns mit erhöhter neuronaler Aktivität aufgezeichnet, also all jene Teile des Gehirns, die an der Wahrnehmung eines Reizes oder der Ausführung einer Hand-

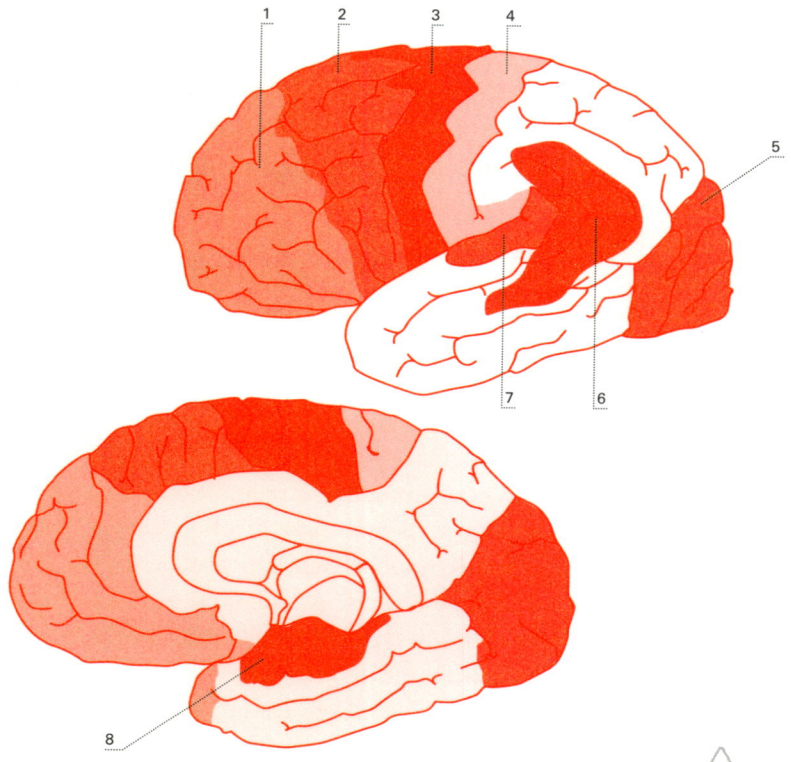

1 *Präfrontaler Cortex:* zuständig für die höheren Hirnfunktionen.

2 *Prämotorischer Cortex:* beteiligt an der Orientierung und an der Bewegung von Kopf und Augen.

3 *Motorcortex:* steuert die bewussten Körperbewegungen.

4 *Somatosensorischer Cortex:* zuständig für die Verarbeitung der primären körperlichen Reize, wie etwa haptische Wahrnehmung und Schmerz.

5 *Visueller Cortex* (Sehrinde): zuständig für Wahrnehmung und Verarbeitung visueller Reize.

6 *Assoziationscortex:* verknüpft die Informationen aus diversen anderen Bereichen.

7 *Auditiver Cortex* (Hörrinde): zuständig für die Wahrnehmung und Verarbeitung akustischer Reize.

8 *Olfaktorischer Cortex:* zuständig für die Wahrnehmung und Verarbeitung von Gerüchen.

Abbildung 11 Diese Karte der Großhirnrinde zeigt die Verteilung der verschiedenen Areale mit ihrer Funktion.

lung beteiligt sind. Diese Technik basiert auf der Beobachtung, dass eine hohe Hirnaktivität mit einer verstärkten Blutzufuhr in den aktivierten Hirnarealen einhergeht. Genauer gesagt: Wenn die Nervenzellen aktiv sind, verbrauchen sie mehr Sauerstoff, der über die Kapillargefäße herantransportiert wird, nämlich im Hämoglobin der roten Blutkörperchen. Das Gerät empfängt unterschiedliche Signale, je nachdem ob das Hämoglobin Sauerstoff transportiert oder nicht, da seine magnetischen Eigenschaften davon abhängen. Das gemessene Signal unterscheidet sich also je nach dem, wie hoch der Sauerstoffgehalt des Bluts in den unterschiedlichen Bereichen ausfällt. Das fMRT kann, fast schon wie ein Scanner, äußerst präzise räumliche Koordinaten liefern. Das hat es von Anfang an zu einem ungemein nützlichen Instrument bei der Erforschung der Funktionsweise des Gehirns gemacht, sowohl des gesunden wie auch des beeinträchtigten, zum Beispiel durch Krankheiten wie Alzheimer oder durch Verletzungen.

WELCHE HIRNAREALE WERDEN »ANGEMACHT«?

Erst das fMRT hat es Forschern ermöglicht, festzustellen, dass nicht nur die altbekannten Hirnareale aktiviert werden, wenn wir Bilder von einem Gesicht sehen, das wir anziehend finden. Neben den Bereichen, die der Verarbeitung von visuellen Reizen gewidmet sind sowie dem Erkennen von bekannten Gesichtern, gehen in diesem Fall auch zusätzliche zerebrale Schaltkreise an, die jedoch keinen Mucks von sich geben, wenn wir jemanden betrachten, der dieses spezielle Interesse nicht in uns weckt.

Besagte Regionen der Großhirnrinde gehören zum sogenannten *limbischen System*, einem Teil des Gehirns, der anatomisch etwas uneinheitlich gestaltet ist und hauptsächlich mit der Regelung der Gefühle und mit der Erinnerung zu tun hat. Darin befinden sich auch die Areale, die mit Lust und Belohnung zusammenhän-

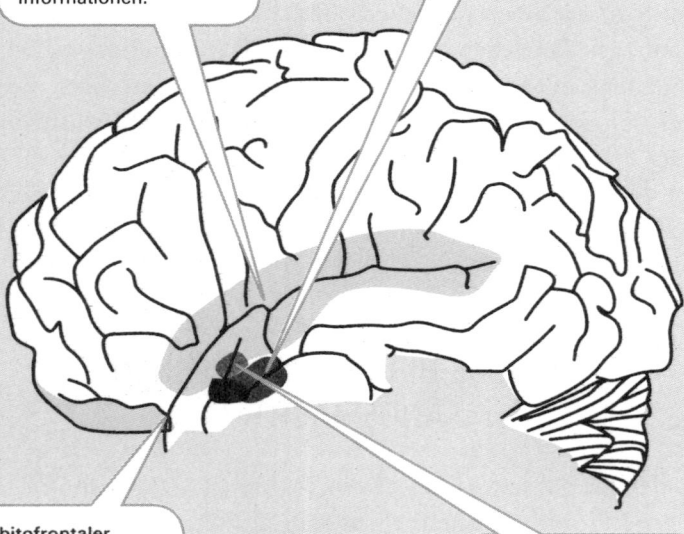

Inselrinde oder Reil'sche Insel: Diese Region tief im Gehirn ist an Prozessen beteiligt, die mit der Signalübertragung einiger essentieller Empfindungen zusammenhängen, wie etwa Hunger, aber auch mit Emotivität, also mit der Verarbeitung teilweise hochkomplexer Informationen.

Amygdala: So wird anatomisch betrachtet eine kleine Gruppe miteinander verbundener Strukturen des Temporallappens bezeichnet. Sie ist leicht eiförmig, weshalb sie nach dem griechischen Wort für Mandel benannt ist. Sie ist entscheidend an Emotionen und emotionaler Erinnerung beteiligt.

Orbitofrontaler Cortex: Er gehört zu den wichtigsten Bereichen des Belohnungssystems.

Nucleus accumbens: Es handelt sich hierbei um eine Gruppe von Neuronen, die in beiden Gehirnhälften vorkommt und an Abhängigkeitsprozessen beteiligt ist, an der Verarbeitung von Lustempfindungen, an Angstgefühlen und am Placebo-Effekt.

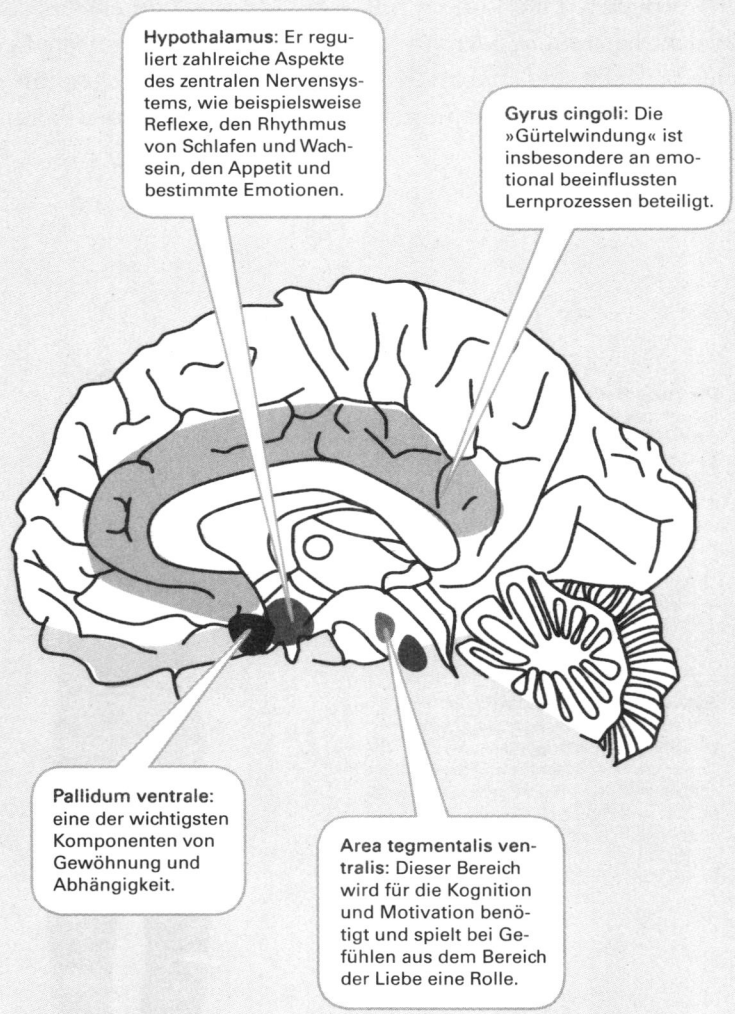

Hypothalamus: Er reguliert zahlreiche Aspekte des zentralen Nervensystems, wie beispielsweise Reflexe, den Rhythmus von Schlafen und Wachsein, den Appetit und bestimmte Emotionen.

Gyrus cingoli: Die »Gürtelwindung« ist insbesondere an emotional beeinflussten Lernprozessen beteiligt.

Pallidum ventrale: eine der wichtigsten Komponenten von Gewöhnung und Abhängigkeit.

Area tegmentalis ventralis: Dieser Bereich wird für die Kognition und Motivation benötigt und spielt bei Gefühlen aus dem Bereich der Liebe eine Rolle.

Abbildung 12 Darstellung der Hirnregionen, in denen die mit körperlicher Anziehung zusammenhängenden Informationen verarbeitet werden. Es sind dieselben »Schaltkreise«, die ebenfalls für Lustempfinden, Belohnung und Motivation zuständig sind.

gen und die aktiviert werden, wann immer wir uns beispielsweise über unser Lieblingsessen hermachen oder Musik hören, die uns viel bedeutet. Eine kuriose Tatsache: Ob wir nun ein hübsches Gesicht betrachten oder ein pornografisches Bild, die beteiligten Hirnbereiche sind ein und dieselben, eine Zu- oder Abnahme der sexuellen Freizügigkeit führt zu keiner proportionalen Veränderung.

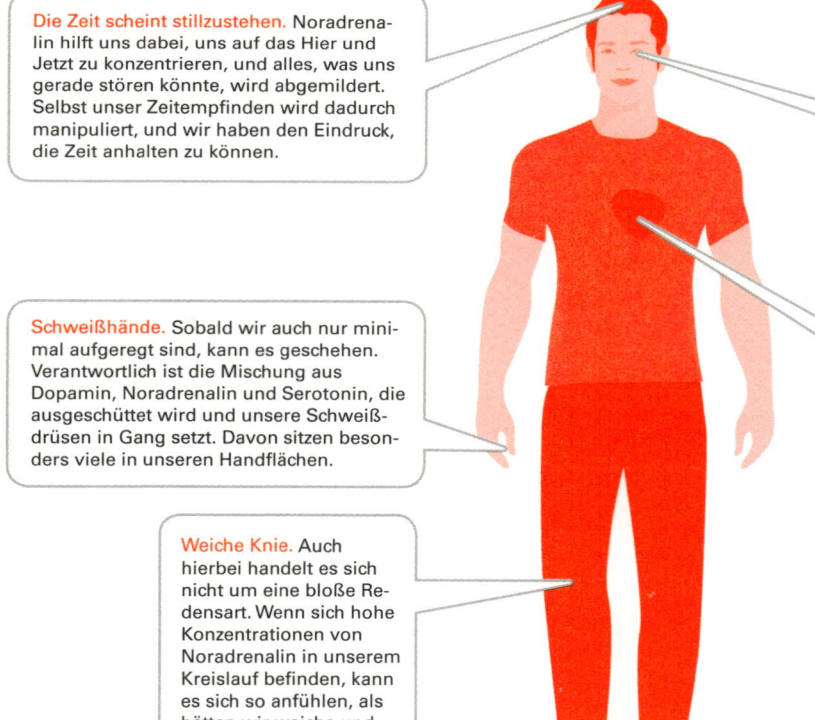

Die Zeit scheint stillzustehen. Noradrenalin hilft uns dabei, uns auf das Hier und Jetzt zu konzentrieren, und alles, was uns gerade stören könnte, wird abgemildert. Selbst unser Zeitempfinden wird dadurch manipuliert, und wir haben den Eindruck, die Zeit anhalten zu können.

Schweißhände. Sobald wir auch nur minimal aufgeregt sind, kann es geschehen. Verantwortlich ist die Mischung aus Dopamin, Noradrenalin und Serotonin, die ausgeschüttet wird und unsere Schweißdrüsen in Gang setzt. Davon sitzen besonders viele in unseren Handflächen.

Weiche Knie. Auch hierbei handelt es sich nicht um eine bloße Redensart. Wenn sich hohe Konzentrationen von Noradrenalin in unserem Kreislauf befinden, kann es sich so anfühlen, als hätten wir weiche und zitternde Knie.

Welche Hirnregionen sind gemeint? Das verrät die Abbildung 12 (Seite 74/75).

Wissenschaftler haben eine verstärkte Aktivierung des orbitofrontalen Cortex registriert, wenn der Testperson Gesichter des jeweils begehrten Geschlechts gezeigt wurden. Einige Studien haben außerdem erwiesen, dass das männliche Gehirn stärker auf Attraktivität reagiert als das von Frauen. Das legt die Vermutung nahe, für Männer könnte das Äußere bei der Partnerwahl eine größere Rolle spielen.

Strahlende Augen. Wenn jemand vor uns steht, der uns gefällt, reflektieren unsere Augen einen Moment lang mehr Licht, was den Blick strahlender erscheinen lässt. Das hat nichts mit Poesie zu tun: Es ist einer der Effekte des sprunghaften Anstiegs unseres Dopaminspiegels, der eine Weitung der Pupillen und ein gleichzeitiges Zusammenziehen der Augenlider bewirkt.

Herzklopfen. Wenn wir uns zu jemandem hingezogen fühlen, ist unser Körper optimistischer als wir: Nur für den Fall, dass es zu Geschlechtsverkehr kommen könnte, bereitet er unsere Muskeln schon einmal auf zusätzliche Aktivität vor, indem er ihre Blut- und damit Sauerstoffzufuhr hochfährt. Hierzu müssen der Herzschlag erhöht und die Arterien geweitet werden. Genau dasselbe geschieht, wenn wir in Gefahr sind und unser Fluchtinstinkt übernimmt, oder wenn wir uns vor einem Rennen am Startblock befinden.

Abbildung 13 Körperliche Symptome. Ausgehend vom Gehirn und unter Führung der Neurotransmitter lösen Anziehung, Verlangen und Verliebtheit eine Reihe unmittelbarer Reflexreaktionen im ganzen Körper aus.

PFEILSCHNELL
VON NEURON ZU NEURON:
NEUROTRANSMITTER

Wir sind erfüllt von schwankender Euphorie, wir denken immer wieder an die Person, die uns gefällt, und empfinden brennendes Verlangen nach körperlichem Kontakt mit ihr. Und davon geht eine regelrechte Kettenreaktion quer durch den ganzen Körper aus. Sich so zu jemandem hingezogen zu fühlen, ist etwas durch und durch Subjektives, aber weshalb sind viele der Anzeichen für alle Menschen gleich (und, wie es scheint, auch für manche Tiere)? Um dieser Frage auf den Grund zu gehen, müssen wir uns in den mikroskopischen Bereich begeben und aus der Nähe betrachten, was zwischen den Neuronen abläuft, den Zellen, die sich der Übertragung von Impulsen durch unser Nervensystem widmen.

Das zwischen den Neuronen übertragene Signal wird von *Neurotransmittern* befördert. Das sind winzige Moleküle, die in sogenannten *Vesikeln* sitzen, also einer Art Bläschen, die sich wiederum im Inneren der Nervenenden befinden. Trifft ein Impuls ein, werden die Vesikeln von innen näher an die Zellmembran des Neurons gedrückt und verschmelzen mit ihr, wodurch ihr jeweiliger Inhalt nach außen freigesetzt wird. Die Neurotransmitter werden in die sogenannte *Synapse* abgegeben; das ist der Abstand zwischen einer Nervenzelle und der nächsten. Über diesen Zwischenraum hinweg erreichen die Moleküle, wie abgefeuerte Pfeile, ganz bestimmte Ziele auf der Oberfläche der nächstliegenden Zellen und bestimmen damit deren Verhalten.

In der Phase körperlicher Anziehung und während des nächsten Schritts, wenn man sich auch emotional darauf einlässt, treten von den insgesamt rund 50 chemischen Botenstoffen Dopamin, Serotonin, Noradrenalin, Oxytocin, Adiuretin und endogene Opioide wie Endorphin auf den Plan: alles schnellwirkende Stoffe, die unmittelbare Reaktionen in unserem Nervensystem hervorrufen.

Dopamin ist das Hauptmolekül im Belohnungssystem. Wenn uns jemand gefällt, kann eine hohe Konzentration dieses Neurotransmitters uns dazu bringen, unsere Aufmerksamkeit nur noch auf diesen einen Menschen zu richten und insbesondere auf diejenigen Merkmale, die wir von vornherein anziehend fanden. Dopamin macht unsere Aufregung und Angst erträglich, verabreicht uns eine ordentliche Dosis Euphorie, führt zu einem Rückgang unseres Appetits und macht uns sowohl aktiver als auch weniger schlafbedürftig als üblich.

Dagegen wirken sich Veränderungen unseres Serotoninspiegels – der während der Anziehungsphase sinkt – vorrangig auf unsere Stimmung aus. Neben Stimmungsschwankungen werden manchmal auch psychische Störungen (wie Angstzustände, Depressionen oder Zwangsstörungen) auf ein Ungleichgewicht dieses Neurotransmitters zurückgeführt.

Sogar einige Verhaltensweisen, die typisch für Verliebtheit sind – wie etwa das ständige Denken an eine Person –, könnten mit denselben biochemischen Mechanismen zusammenhängen.

Oxytocin und Adiuretin erhöhen unsere Bereitschaft, Bindungen einzugehen, eine Beziehung zu einem Menschen aufzubauen sowie Vertrauen zu anderen Personen zu fassen. Noradrenalin (oder Norepinephrin) beeinflusst Abläufe des Gehirns, die für Aufmerksamkeit, Konzentration und unser Kurz- und Langzeitgedächtnis zuständig sind.

Bei der Suche nach weiteren chemischen Stoffen, die an diesen Prozessen beteiligt sein könnten, hat eine Studie der Universität Oslo die Rolle der endogenen Opioide aufgedeckt. Dabei handelt es sich um eine Reihe von Stoffen, die vom Gehirn ausgeschüttet werden und die mit denselben Rezeptoren interagieren wie Morphin. Hierzu haben die Wissenschaftler sich dreißig männliche Probanden geschnappt und ihnen Bilder von weiblichen Gesichtern gezeigt. Ein Teil der Testpersonen stand unter dem Einfluss von Morphin, ein anderer Teil hatte Substanzen mit dem gegenteiligen Effekt eingenommen, sogenannte Opioidantagonisten, die die Rezeptoren blockieren. Das Morphin bewirkte, dass die Männer die objektiv hübscheren Gesichter besonders attraktiv fanden und sie auch länger betrachteten als weniger gefällige. Das scheint deutlich für die These zu sprechen, dass auch endogene Opioide bei der körperlichen Anziehung eine gewisse Rolle spielen.

PENISHYDRAULIK

Die Erektion des Penis, also der Übergang von
einem entspannten und baumelnden Zustand, der *Flakzidität*,
zu einem der Steifheit und einer (mehr oder weniger) aufrech-
ten Haltung, ist das Ergebnis einer hochkomplexen Abfolge
von psychischen und physiologischen Vorgängen. Um diesen
Prozess zu verstehen, müssen wir den elektrischen Impulsen
entlang der Neuronen folgen, die Fluiddynamik der Blutgefäße
untersuchen und sogar den Winkel messen, der unmittelbar vor
der Penetration eingenommen wird: Um die männliche Erregung zu studieren, müssen wir uns auf eine Reise durch
die Neurowissenschaften begeben, über die
Physik bis hin zur Geometrie.

WO DIE EREKTION IHREN ANFANG NIMMT

Die Reise in Richtung Erektion beginnt mit der taktilen Stimulierung des Penis, des Rektums, der Blase oder anderer Bereiche
des Körpers, der sogenannten *erogenen Zonen*, im Rahmen der
Zärtlichkeiten, die üblicherweise dem Geschlechtsverkehr voran-
gehen (und in diesem Fall spricht man von einer *reflektorischen*,
also quasi reflexartigen Erektion). Der Mechanismus kann jedoch auch von Gedanken ausgelöst werden, die rund um den Geschlechtsakt kreisen: Das wird als *psychogene Erektion* bezeichnet, die von Erinnerungen und visuellen oder auditiven Reizen
(etwa einem Erotikfilm) ausgelöst werden kann, aber auch von
den ganz und gar subjektiven Fantasien und Wunschvorstellun-
gen der jeweiligen Person.

In beiden Fällen wird das Signal entlang der *Nervi erigentes* übertragen, die durch die Beckenregion verlaufen und das Rückenmark mit dem Penis verbinden. Höhere Bereiche des zentralen Nervensystems, die Reize und psychische Einflüsse verarbeiten, können dieses Signal noch verstärken oder abschwächen.

Den Impulsen dieser Nervenfasern also verdanken wir die früheste physiologische Auswirkung des Verlangens auf die Geschlechtsorgane: die Abgabe von Stickstoffmonoxid (chemische Formel NO), eines Moleküls, das die glatte Muskulatur rings um die Blutgefäße im Penis erschlaffen lässt. Dadurch weiten sich diese Arterien und das Blutvolumen im Penis nimmt zu.

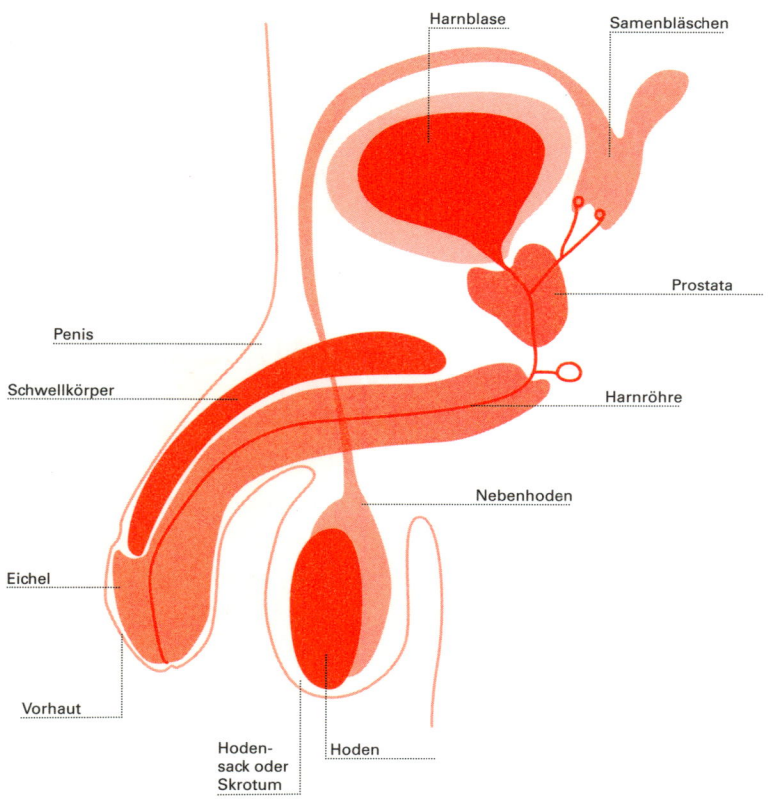

Abbildung 14 Die Genitalien des Mannes

EINE FRAGE DER FLUIDDYNAMIK

Im Inneren des Penis befinden sich zwei parallele zylindrische Gebilde, die wie der Doppellauf einer Schrotflinte von der Peniswurzel, also der Verbindung zum Körper, bis zur Eichel verlaufen, der Spitze des Genitals. Das sind die sogenannten Schwellkörper, die den Großteil des Penisvolumens ausmachen. Wie der Name erahnen lässt, handelt es sich dabei um Gewebe, das von zahlreichen Hohlräumen durchsetzt ist und das sich, wenn die Muskulatur der darin verlaufenden Gefäße erschlafft, mit zusätzlichem Blut füllt, oder anders gesagt: anschwillt (ein bisschen wie ein Schwamm, der sich mit Flüssigkeit vollsaugt). Die beiden länglichen Schwellkörper dehnen sich aus, wodurch sich das Volumen des Penis rapide vergrößert, sowohl in der Länge als auch im Durchmesser.

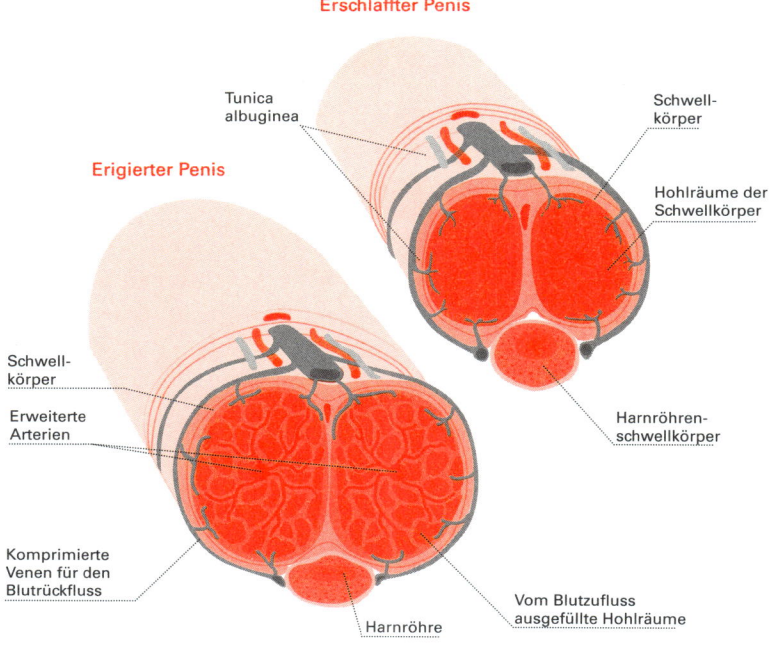

Erschlaffter Penis

Tunica
albuginea

Schwell-
körper

Erigierter Penis

Hohlräume der
Schwellkörper

Schwell-
körper

Erweiterte
Arterien

Harnröhren-
schwellkörper

Komprimierte
Venen für den
Blutrückfluss

Vom Blutzufluss
ausgefüllte Hohlräume

Harnröhre

Abbildung 15 Ablauf der Erektion im Querschnitt

Es stellt sich natürlich die Frage, weshalb das hineinschießende Blut nicht umgehend aus dem Penis in den Körper zurückfließt. Das ist der Kapsel zu verdanken, die die Schwellkörper umschließt, eine Art Hülle aus dichten Bindegewebsfasern, die *Tunica albuginea* genannt wird. Sie ist flexibel, aber alles andere als elastisch, und drückt auf die feinen Venen, die für den Blutabfluss zuständig sind, wodurch der Durchfluss stark gehemmt wird: Rund 90 % des herbeigeströmtes Blutes bleiben während einer Erektion in den Schwellkörpern. Dieser Druck auf die bindegewebsreichen Wände ist es auch, der den Penis auf seiner ganzen Länge versteifen lässt. Einzige Ausnahme ist die Eichel, die weicher bleibt, weil die sie umgebende Tunica albuginea viel dünner ausfällt.

Der Mechanismus, der den Penis wieder in seine Ausgangsgröße und die Ruhelage zurückbefördert, funktioniert genau umgekehrt. Die Nervenimpulse veranlassen die Arterien, sich zusammenzuziehen, der Zufluss zu den Schwellkörpern nimmt ab, und nach und nach holen sich die zugedrückten Venen ihre Ausdehnung zurück und transportieren das Blut ab.

MIT WINKELMESSER UND LINEAL

WINKEL Jeder kennt die Fotos aus Verbrecherkarteien, mit einer frontalen Aufnahme und einer aus dem Profil, vor einer weißen Wand mit Markierungen, um die Größe ablesen zu können. Es gibt ein Archiv mit vergleichbaren Fotos, bei denen der Bildausschnitt jedoch etwas weiter unten angesetzt wurde und Aufnahmen von vorne und im Profil von männlichen Geschlechtsorganen zeigt. Und mit einer Erfassung des beim »Aufstieg« in die Erektion beschriebenen Winkels obendrein.

Das hat natürlich nichts mit der Welt der Kriminalität und polizeilichen Ermittlungen zu tun: Diese Kartei stellt eine der verwendeten Methoden dar, um Daten über die Eigenschaften des betreffenden Organs zu sammeln. Dazu gehört auch die erwähnte vertikale Ausrichtung. Ganz gleich, ob der Penis nun geradeaus »zeigt«, nach oben oder nach unten, das jeweilige Maß ist Gegenstand wissenschaftlicher Untersuchungen. Dabei geht es nicht um einen Wettbewerb zwischen den Besitzern, vielmehr können diese Daten einen Indikator für die Morphologie und die Funktio-

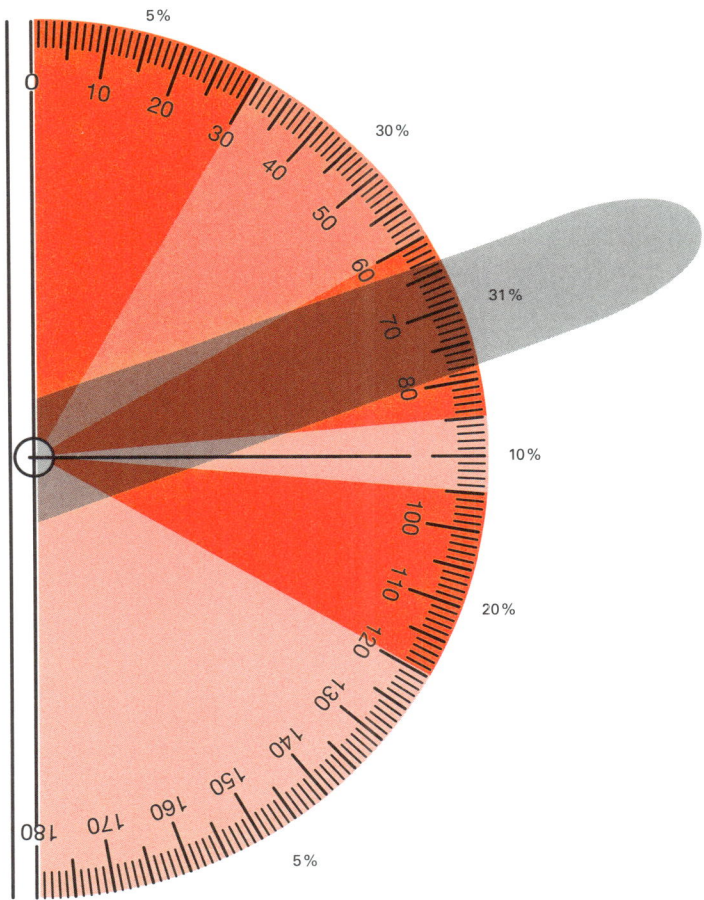

Abbildung 16 Wohin zeigen die meisten? Die Mehrheit »zielt« auf den (vertikalen) Bereich zwischen 60° und 85° (Platz 2 belegt laut einer Untersuchung der Winkel von 67° 7″, laut einer anderen Untersuchung 74° 3″).

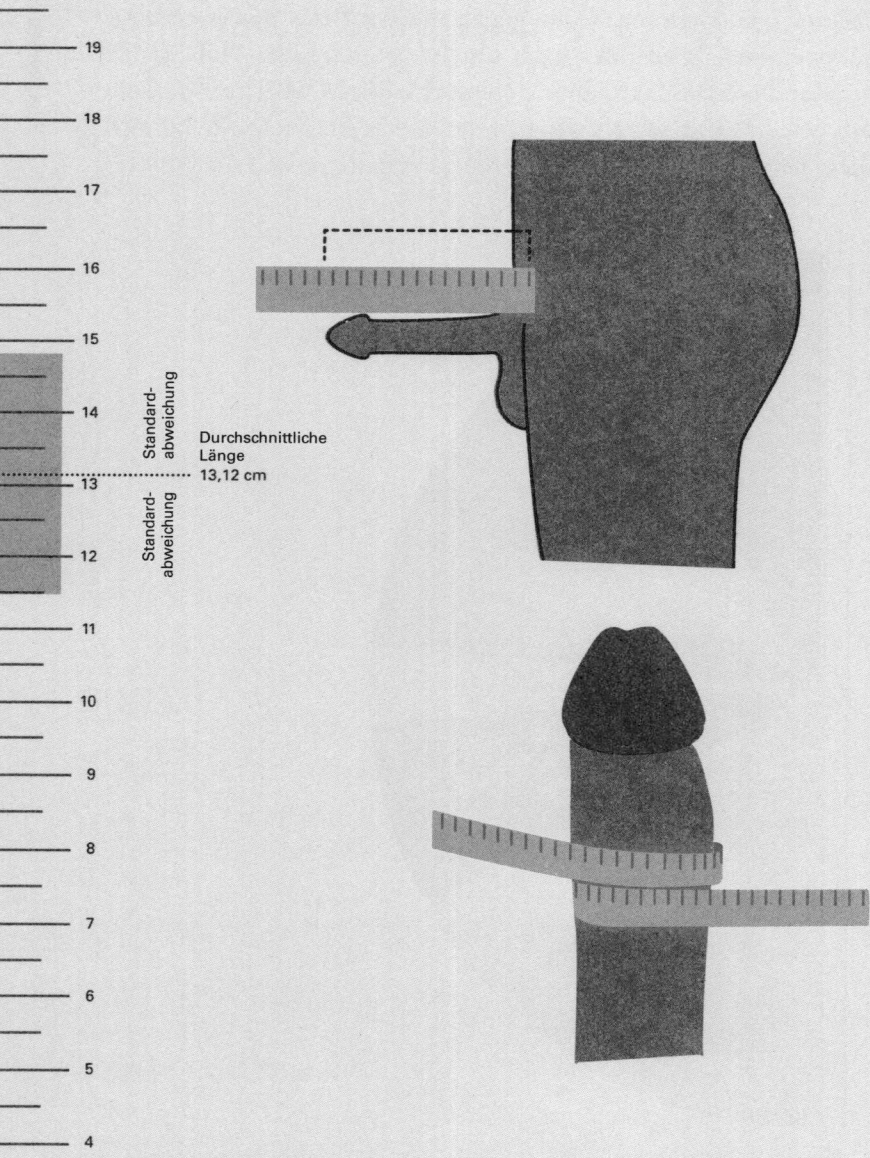

Standard-abweichung

Durchschnittliche Länge
13,12 cm

Standard-abweichung

Abbildung 17 Messungen. Wie sind die hier angeführten Daten erhoben worden und wie sieht die Standardmethode der meisten klinischen Studien aus? Hier sind die entsprechenden Anweisungen für den Hausgebrauch abgebildet.

nalität des Geschlechtsapparats darstellen und im medizinisch-therapeutischen Bereich von Nutzen sein.

Die Lage stellt sich durchaus vielfältig dar, und natürlich gibt es keine von vornherein »falsche« Neigung. Zu den Faktoren, die die Ausrichtung beeinflussen, gehören zweifelsohne Druck und Volumen des Blutes in den Schwellkörpern, aber auch die Spannung der Sehnen an der Peniswurzel. Wohin zeigt der Großteil der Kandidaten? Die prozentuale Verteilung nach aktuellem Stand ist in Abbildung 16 (Seite 85) dargestellt.

VOLUMEN Wie sehr unterscheidet sich das Volumen eines Penis im Ruhezustand von demselben Penis, wenn er erigiert ist? Tatsächlich besteht kein konstantes Verhältnis zwischen den beiden Situationen und auch von Person zu Person sind große Abweichungen möglich. Wir wissen immerhin, dass dank der üppigen Ausdehnung der Schwellkörper der Blutzufluss während der Erektion bis zu 40-mal höher sein kann als beim schlaffen Glied, und das wiederum entspricht über 100 Millilitern an zusätzlichem Volumen.

Wie groß ist ein erigierter Penis? Der aktuellsten Fachliteratur zufolge liegt der Durchschnitt bei etwas mehr als 13 Zentimeter Länge, mit einem Umfang von 11 bis 12 Zentimetern. Im entspannten Zustand (wo Länge und Umfang durchschnittlich 9 Zentimeter betragen) bestehen innerhalb der Bevölkerung viel größere Unterschiede.

Das bedeutet, ganz allgemein gesprochen, dass weder Länge noch Umfang eines schlaffen Penis einen guten Anhaltspunkt dafür darstellen, was aus demselben Organ auf dem Höhepunkt der Erektion werden kann. Ein kleiner Penis kann deutlich an Größe zulegen, genauso wie ein stattlicher Penis sich während der Erregung mit einer sehr bescheidenen Ausweitung begnügen kann. Prozentual betrachtet weisen Penisse, die im Ruhezustand kleiner sind, einen größeren Spielraum bei der Ausdehnung in der Länge auf als Geschlechtsorgane, die bereits in ihrer erschlafften Form deutlich über dem Durchschnitt liegen.

Die Länge wird vom Schambein bis zur Spitze der Eichel gemessen, wobei man das Lineal an der Oberseite des erigierten und auf etwa 90 Grad geneigten Penis anlegt. Sollte sich über dem Schambein ein kleines Pölsterchen befinden, muss man (sanft, aber bestimmt) Druck ausüben, um bei übergewichtigen Personen Messfehler aufgrund der Fettschicht zu vermeiden. Ein einfaches Plastik- oder Holzlineal ist mehr als ausreichend.

Um den Umfang abzulesen, wickelt man ein flexibles Maßband (vorsichtig und ohne irgendetwas abzuschnüren) um die Penisbasis oder etwa auf halber Höhe um den Schaft. Es wurden keine nennenswerten Abweichungen zwischen den beiden Werten festgestellt, weshalb man die freie Wahl hat.

Die Hürde der Schwerkraft: erektile Dysfunktion

Die Voraussetzungen für eine Erektion sind einem Kartenhaus nicht unähnlich: Sobald auch nur eine wegrutscht, klappt das ganze Gebilde mit ziemlicher Sicherheit in sich zusammen. Es handelt sich um eine Mischung aus Strukturen und Prozessen, die auf komplexe Weise ineinandergreifen und an keiner Stelle ins Schwanken geraten dürfen, da andernfalls die Unfähigkeit droht, den Geschlechtsverkehr zum Abschluss zu bringen – oder auch nur zu beginnen.

Wiederholt sich diese Situation regelmäßig, sollte es also nicht möglich sein, den Penis zu erigieren oder die Erektion lange genug aufrechtzuerhalten, um den Geschlechtsakt zu vollziehen, spricht man von *erektiler Dysfunktion* (oder *Impotenz*). Diese etwas delikate Beeinträchtigung kann einen negativen Einfluss auf das allgemeine Wohlbefinden und die Lebensqualität einer Person und ihrer nächsten Mitmenschen ausüben.

Wie viele Personen leiden darunter?

Das Problem der erektilen Dysfunktion, auch Erektionsstörung genannt, betrifft Männer jeder Herkunft und auf der ganzen Welt. Mit fortschreitendem Alter nimmt das Risiko zu, aber es ist nicht der Alterungsprozess an sich, der die Impotenz verursacht.

Ein paar statistische Angaben zu den Leidtragenden:

- etwa 12 % der Männer unter 60 Jahren;
- 22 % der Männer zwischen 60 und 69 Jahren;
- 30 % der Männer ab 70 Jahren.

Es ist eine Tatsache: Die Weltbevölkerung wird zunehmend älter, und Prognosen zufolge werden im Jahr 2025 bis zu 300 Millionen Männer unter erektiler Dysfunktion leiden. Man kommt nicht umhin, diese Störung als ein Problem des öffentlichen Gesundheitswesens zu betrachten.

Ursachen

a) körperliche

- Bluthochdruck
- Diabetes
- Arterienverkalkung
- Herz-Kreislauf-Störungen
- Niereninsuffizienz
- Multiple Sklerose
- Therapien oder chirurgische Eingriffe wegen Prostata- oder Blasenkrebs
- Läsionen des Penis, der Prostata, der Wirbelsäule oder der Blase
- Peyronie-Krankheit (*Induratio penis plastica*)

b) psychische

- Depression
- Leistungsangst
- Schuldgefühle
- geringes Selbstwertgefühl
- Stress
- Angststörungen

Lösungen

- psychologische Hilfe und Beratung, wenn das Problem psychischen Ursprungs ist;
- Medikamente zur oralen Einnahme: Sildenafil (Viagra), Tadalafil (Cialis), Vardenafil (Levitra, Staxyn) oder Avanafil (Stendra). Alle diese Mittel beeinflussen den Stickstoffmonoxidpegel und wirken so gefäßerweiternd;

- andere Medikamente: Injektionen und Zäpfchen mit lokaler Wirkung, aber auch hormonelle Therapien, hauptsächlich auf Testosteronbasis;

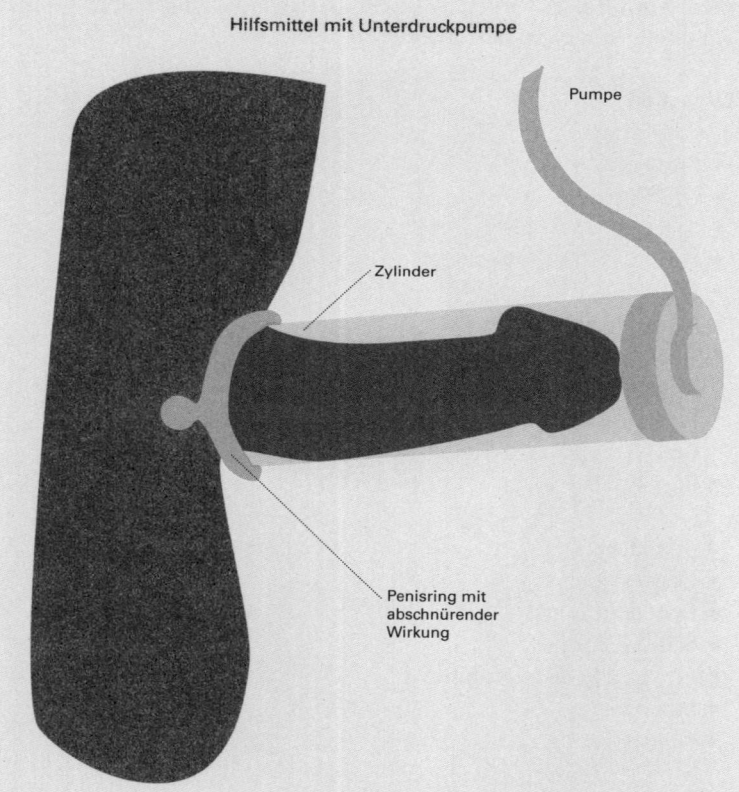

Hilfsmittel mit Unterdruckpumpe

Pumpe

Zylinder

Penisring mit abschnürender Wirkung

Abbildung 18 Penispumpe. Die Funktionsweise dieses Hilfsmittels ist recht simpel: Der Penis wird in das Rohr eingeführt, das seinerseits an eine Unterdruckpumpe angeschlossen ist. Die Pumpe saugt die gesamte Luft aus dem Rohr und der Blutstrom wird automatisch in die Schwellkörper gezogen. Indem anschließend ein spezieller Gummiring um die Basis des Penis gelegt wird, kann die Erektion aufrechterhalten werden. Bisher ist das die wirksamste nichtpharmakologische Methode.

- mechanische Hilfsmittel: Vakuum- oder Penispumpen (siehe Abbildung 18) und Prothesen (siehe Abbildung 19);
- chirurgische Eingriffe zur Erneuerung der Blutgefäßfunktion, sehr selten.

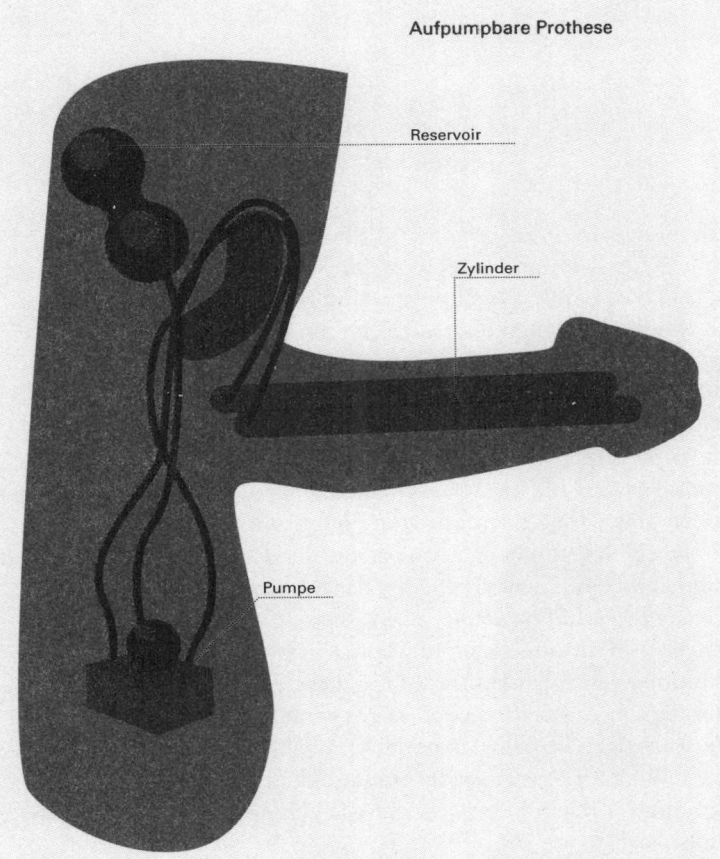

Aufpumpbare Prothese

Reservoir

Zylinder

Pumpe

Abbildung 19 Schwellkörperimplantat. Es handelt sich hierbei um kleine aufpumpbare Zylinder, die ein Chirurg in den Penis einführt. Bei Bedarf können die Zylinder mit Flüssigkeit aus einem kleinen Reservoir gefüllt werden und eine Erektion bewirken. Diese Methode ist sehr kostspielig und kaum verbreitet.

5 Dinge, die man sofort unternehmen kann
- Bei Übergewicht sollte man sich wieder in Form bringen.
- Wer raucht, sollte so bald wie möglich damit aufhören.
- Alkohol- und Drogenmissbrauch einstellen.
- Für ausreichend körperliche Bewegung sorgen.
- Sich Zeit nehmen, um eventuelle Konflikte mit dem Partner beizulegen.

Enlarge your penis –
Größe ist ... teuer!

Besonders im Internet werden ständig Produkte, Techniken und allerhand Klimbim angeboten, die Wachstumswunder versprechen, was Länge, Durchmesser und Härte des Penis angeht. Zahllose Webseiten und Anzeigen für Pillen, Pflaster und Salben zweifelhafter Herkunft, Gewichte, Riemen und Gummis für Gymnastik und gewaltsame Verlängerung, dazu Pumpen, Injektionen, ja sogar Umschläge und Teemischungen erreichen uns über Banner, Pop-ups und Unmengen an Spammails. Es gibt genug Auswahl für jeden Geschmack und jedes Budget. Und früher oder später fragen wir uns alle: Funktioniert dieses Zeug?

Die einzig mögliche Antwort aus den Reihen der Wissenschaft und ganz besonders von Seiten der Evidenzbasierten Medizin (*evidence based medicine*, EBM, die sich auf empirisch nachgewiesene Wirksamkeit beruft) lautet nein. Trotz des vehementen kommerziellen Ansturms auf mögliche Kunden verbirgt sich hinter diesem Geschäftsmodell kaum wissenschaftliche Forschung, und es liegen keine belastbaren Ergebnisse vor, die die Wirksamkeit all dieser Stoffe und technologischen Spielereien belegen könnten. Zudem besteht so gut wie keine Transparenz, was mögliche Risiken angeht.

Ganz abgesehen davon, dass eigentlich kein Bedarf herrscht: Die überwältigende Mehrheit der Männer fällt ins Spektrum zwischen 13 und 18 Zentimetern (in erigiertem Zustand); Schätzungen zufolge beläuft sich die Ziffer jener, die unter 7 Zentimetern liegen (und erst ab dieser Größe wird die Lage problematisch),

auf maximal 0,6 %. Weshalb also verkaufen sich diese Produkte
so gut? Einer der Gründe, das haben Studien herausgefunden, ist
in der Tatsache zu suchen, dass Männer dazu neigen, ihre eigenen intimen Ausmaße zu unterschätzen, teilweise um mehrere
Zentimeter.

- *Nahrungsergänzungsmittel und Mittel zur äußeren
  Anwendung*
Vitamine, Mineralien, Kräuter, Hormone: Trotz der großen Vielfalt gibt es weder Wirksamkeitstests noch systematische Untersuchungen zu den Risiken.

- *Unterdruckpumpen/Penispumpen*
Diese Hilfsmittel wirken unmittelbar und helfen bei der Erektion,
aber eine regelmäßige Verwendung über einen längeren Zeitraum
ist wegen möglicher Schäden am elastischen Gewebe des Penis
nicht ratsam.

- *Gymnastische Übungen, Stretching und Massagetechniken
  für den Penis*
Einer der am weitesten verbreiteten Tricks soll darin bestehen,
den Penis unterhalb der Eichel zusammenzudrücken, aber es gibt
keine konkreten Beweise, dass das irgendetwas bewirkt. Insgesamt gibt es kaum Untersuchungen in dieser Richtung.

- *Chirurgische Eingriffe*
Wunden, Narben, Infektionen, bis hin zu Gefühlsstörungen und
Funktionsverlust – all das für ein paar Millimeter mehr: Wüssten
Männer, welche Risiken Eingriffe dieser Art mit sich bringen (die
häufig noch durch unerlaubte Praktiken erhöht werden), würden
sie sich ihnen wahrscheinlich nicht unterziehen. Stattdessen werden weltweit etwa 15 000 pro Jahr vorgenommen.

Warum befinden sich die Hoden
außerhalb des Körpers?

Dieses seltsame und symmetrische Organpaar mit seiner ovalen Form und seiner festen Konsistenz (die von einer dicken Schicht aus Bindegewebsfasern herrührt) wohnt in einem kleinen Beutel aus faltiger Haut, dem Skrotum (oder Hodensack). Er befindet sich unterhalb des Beinansatzes, gewissermaßen auf der Rückseite des Penis. Wie bei den Säugetieren im Allgemeinen befinden sich auch beim Menschen die Hoden außerhalb des Körpers und nicht in der Bauchhöhle. Weshalb? Der Grund hängt unmittelbar mit ihrer Funktion zusammen.

Einerseits sind Hoden für die Sekretion zuständig, also für die Ausschüttung von sogenannten androgenen Hormonen (in erster Linie Testosteron) in den Blutkreislauf. Diese Hormone sind für die Erhaltung der sekundären männlichen Geschlechtsmerkmale zuständig, das heißt für Dinge wie Bartwuchs, eine tiefere Stimmlage und robuste Muskulatur. Andererseits sind Hoden die Fabrik, in der Spermien hergestellt werden: In ihrem Inneren, in einem Gewimmel von Kanälchen voller Samenzellen, erfolgt die *Spermatogenese*, die wortwörtlich die Bildung der männlichen Gameten bezeichnet. Sie markiert den Beginn der Pubertät und hält für den ganzen restlichen Verlauf des Lebens an.

Damit die Spermatogenese erfolgreich verläuft, muss die Temperatur der Hoden unbedingt und konstant bei etwa 35 °C liegen und damit ein paar Striche unterhalb der Körpertemperatur. Und das ist der Grund, weshalb sie an der Peripherie aufbewahrt werden, wo sie es etwas kühler haben. Es ist aber auch das Argument, weshalb Männer nicht mit dem Laptop auf dem Schoß arbeiten sollten, da eine Erhitzung des Skrotums ihre Fruchtbarkeit in Mitleidenschaft ziehen könnte.

Tiefer und tiefer:
Ein Zeichen des Alters?

Viele Männer sehen es als gegeben an, dass der Alterungsprozess eine dramatische Verwandlung der Hoden mit sich bringt, und die damit verbundene Aussicht ist nicht unbedingt idyllisch: Immer baumelnder und immer tiefer. Aber stimmt es, dass jeder weitere Schritt nach unten mit der Anzahl der Kerzen auf der Geburtstagstorte zusammenhängt?

Die Geschichte der Hoden, oder besser: ihrer Befestigung, ist in Wahrheit viel komplexer. Sie entstehen bereits im Fötus, genauer gesagt in seiner Bauchhöhle, und wandern dann zu der Position hinab, die wir kennen. Das geschieht meist während der letzten Phase der Schwangerschaft. Sie verändern sich mit unseren Lebensabschnitten: Während der Kindheit ist das Skrotum weniger ausgeprägt, vage halbkugelförmig, rosig und haarlos. Mit der Pubertät wird es eher pflaumenförmig, die Haut dunkler und zunehmend behaart. Mit den Jahren nimmt das Skrotum eine länglichere Form an, und der Alterungsprozess des Gewebes wirkt sich auch auf die Bestandteile aus, die für die Spermienproduktion zuständig sind. In der Folge verlieren die Hoden leicht an Volumen und erwecken so den Eindruck, tiefer zu hängen als vorher.

Ihre genaue Verortung hängt aber nicht nur vom Alter ab, sondern auch und insbesondere vom Zustand der Muskulatur. In diesem Bereich ist sie nämlich vor allem darauf ausgelegt, den Abstand zur Körperhöhle anzupassen, und zwar im Hinblick auf die bereits erwähnte Temperaturregelung. Ist es kalt, wird sich die Haut des Skrotums, egal in welcher Lebensphase man sich befindet, also stärker anspannen und zusammenziehen. Steigt die Temperatur jedoch wieder an, entspannt sich die Muskulatur, um mehr Wärme abgeben zu können, und das gesamte Gebilde wird länglicher und tendiert weiter nach unten, weg vom warmen Körper. Sollte jemand also von heute auf morgen einen plötzlichen »Sturz« in die Tiefe bemerken, liegt das mit viel höherer Wahrscheinlichkeit an einem Fieberschub als an sprunghafter Alterung.

DIE GEOGRAPHIE DER WEIBLICHEN ERREGUNG

Will man die Spielarten der weiblichen Erregung erkunden, muss man sich auf eine regelrechte Reise begeben. Sie beginnt außerhalb des Körpers mit der Besteigung des Venushügels, und nachdem man den Gipfel der Klitoris erklommen hat, dringt man in die Tiefen der Vagina vor, um dort nach einem sagenumwobenen Schatz zu suchen: dem G-Punkt, ein paar Millimeter, in denen viele Wissenschaftler (aber auch viele Frauen, wenngleich aus anderen Gründen) die wahre Wiege der sexuellen Lust vermuten. Nachfolgend eine vollständige Landkarte, damit sich unterwegs keiner verläuft.

DER ATLAS DER VULVA

Mit der Vulva haben wir den gesamten Komplex der äußeren weiblichen Geschlechtsteile vor uns. Weiche Hautpartien unterschiedlicher Form und Ausmaße; mysteriöse erektile Gebilde, die fast ganz verborgen sind; ein paar winzige Drüsen, die erst in Aktion treten und ihre Rolle offenbaren, wenn neben dem Blick auch der Tastsinn ins Spiel kommt. Sehen wir uns eine Sehenswürdigkeit nach der anderen an, in der Reihenfolge ihres Erscheinens.

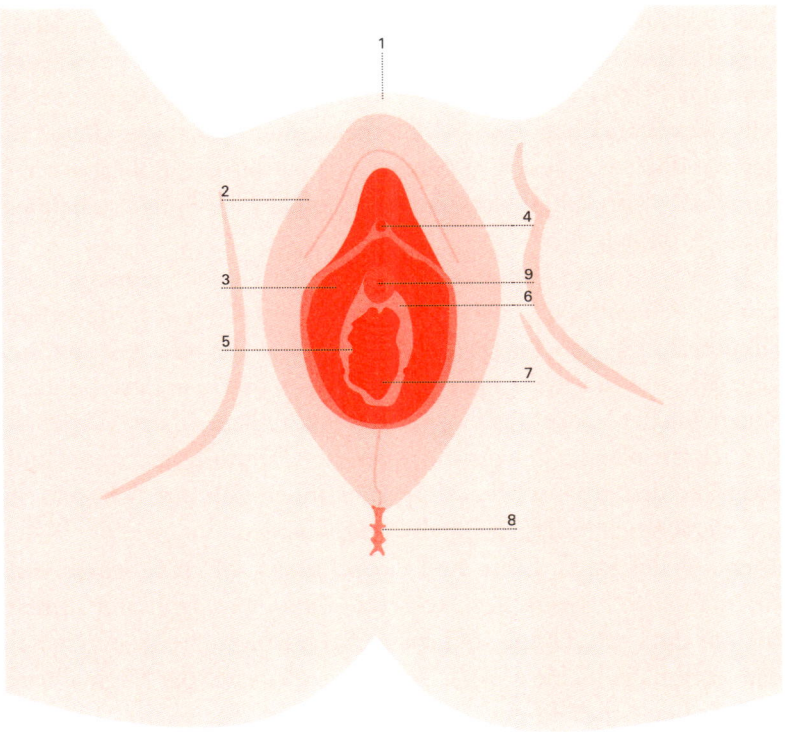

1 Venushügel, Schamhügel
2 Große Schamlippen
(in erregtem Zustand öffnen
sie sich, um den Zugang zur
Vaginalöffnung zu ermöglichen)
3 Kleine Schamlippen
(sie schwellen bei Erregung
leicht an und nehmen einen
kräftigen Farbton an)

4 Eichel der Klitoris (bei Erregung
wird das gesamte Organ, wie
auch das Schwellgewebe des
Scheidenvorhofs, deutlich größer)
5 Hymen, Jungfernhäutchen
6 Scheidenvorhof
7 Vaginalöffnung, Scheideneingang
8 Anus
9 Harnröhre

Abbildung 20 Der Atlas der Vulva

LIPPEN UND HÜGEL

Das beschreibt im Wesentlichen die Topographie der äußeren Geschlechtsorgane. Als Venushügel oder Schamhügel bezeichnet man das Polster aus Fettgewebe, das über dem vorderen Bereich der Beckenknochen liegt, der sogenannten Schambeinfuge. In der Kindheit ist diese Erhebung haarlos, mit der Pubertät setzt der Wuchs von Schamhaaren ein, die ein auf der Spitze stehendes Dreieck bilden.

Direkt darunter befinden sich symmetrisch nebeneinander die großen Schamlippen, zwei elastische Hautfalten, die wie runde Klammern um den Eingang zu den inneren Geschlechtsteilen liegen. Sie sind mit mehr oder weniger dem gleichen Gewebe überzogen wie der Venushügel und können vor allem an der Vorderseite auch die gleiche Behaarung aufweisen. Unmittelbar unter und zwischen den großen Schamlippen befinden sich ihre Schwestern, die kleinen Schamlippen (auch *Nymphae* genannt, wie die Nymphen aus der Sage). Diese sind viel schmaler und stattdessen von einer gänzlich haarlosen, zarten Haut umkleidet. Dahinter stoßen wir auf die letzte Grenze der äußeren Geschlechtsteile: den Scheidenvorhof, ein kleines Areal, das unmittelbar vor der Vagina liegt. Die kleinen Schamlippen, in denen sich ein regelrechtes Konzentrat aus Nervenenden befindet, laufen an ihrem oberen Ende zusammen und verbergen in einer schützenden Falte das wichtigste erektile Organ der Frau: die Klitoris.

DAS EPIZENTRUM DER WEIBLICHEN EREKTION

Ja, ganz recht, genauso wie bei den Männern mündet die Erregung bei Frauen in einer tatsächlichen Erektion. Welches sind in diesem Fall die Protagonisten, was stellt sich auf? Die Klitoris, von der nur ein kleiner Teil sichtbar ist, und das Schwellgewebe des Scheidenvorhofs, das sich wie ein umgedrehtes V um die Scheidenöffnung spreizt. Obwohl das tropfenförmige Schwellgewebe viel größer ist als die Klitoris, ist es nicht zu sehen.

Was ist die Klitoris genau? Anatomisch gesehen versteht man

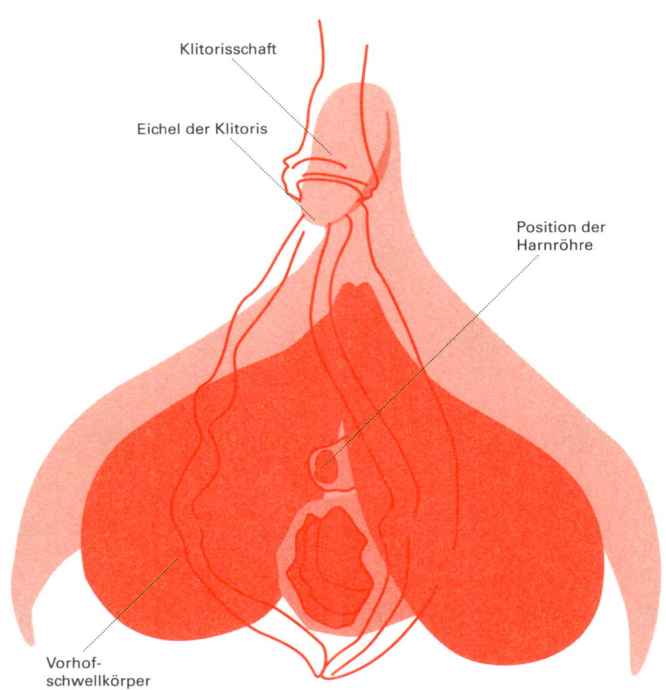

Klitorisschaft

Eichel der Klitoris

Position der
Harnröhre

Vorhof-
schwellkörper

Abbildung 21 Die Klitoris befindet sich am oberen Ende der kleinen Schamlippen, direkt über der Harnröhrenmündung. Die Eichel der Klitoris ist der einzig sichtbare Teil.

darunter die weibliche Entsprechung des Penis. Bei genauerer Betrachtung kann man erkennen, dass die Klitoris, auch Kitzler genannt, genauso aufgebaut ist wie ein stark vereinfachter, rudimentärer Miniaturpenis. Denn im Fötus entwickelt sie sich aus demselben Gewebematerial, das bei männlichen Individuen den Penis bilden wird und in der weiblichen Version einfach sehr früh aufhört, sich weiter auszudehnen. Die Klitoris besitzt ebenfalls einen Körper von etwa zwei bis drei Zentimeter Länge, der in einer winzigen Eichel ausläuft, dem einzig sichtbaren Teil. Diese kleine Verdickung ist äußerst empfindlich, weil sich auf engstem Raum in nur wenigen Millimetern wirklich unglaublich viele Nervenenden befinden.

Ganz allgemein bestehen die erektilen Anteile der weiblichen Genitalien in ihrem Inneren aus hohlraumreichem Gewebe, das den männlichen Schwellkörpern sehr ähnlich ist. Es kann also zeitweise zusätzliches Blut aufnehmen und einschließen, um anzuschwellen und spürbar fester zu werden. Wie beim Mann sind es auch hier die *Nervi erigentes*, die den Vorgang auslösen, wenn sie durch Berührungsreize und psychische Faktoren entsprechend animiert werden. Gleichzeitig werden auch die Drüsen aktiviert, die sich in den kleinen Schamlippen befinden und die für die Lubrikation der Vagina zuständig sind. Letztere bereitet sich mit diesen für Gleitfähigkeit sorgenden Sekreten für alle Fälle auf das Eindringen des Penis vor, ob es zur Penetration kommt oder nicht.

Mithilfe der Magnetresonanztomografie ist es einigen Wissenschaftlern sogar gelungen, die weibliche Erektion zu messen, wobei sie sich besonders für die Volumenzunahme durch das während des Erregungsvorgangs herbeiströmende Blut interessierten. Die Untersuchung wurde an der University of Washington in Seattle durchgeführt, und ihre Ergebnisse wurden 2003 im »Journal of Sex & Marital Therapy« veröffentlicht. Sie zeigte, dass die Menge an Blut im Inneren der Klitoris sich verdoppelte, wenn die Probandinnen visueller erotischer Stimulation ausgesetzt wurden (ihnen wurden also »heiße« Videoszenen gezeigt und gänzlich neutrale als Kontrast).

WIE IST DIE VAGINA AUFGEBAUT?

Der Begriff *Vagina* kommt aus dem Lateinischen und bezeichnete ursprünglich die Schwertscheide, oder allgemeiner gesprochen eine Hülle oder Hülse. Anatomisch betrachtet gehört sie mit der Gebärmutter (Uterus) und den Eileitern zu den *weiblichen Geschlechtsorganen.* Für sich genommen stellt sie das weibliche Begattungsorgan dar, also den Zugang des Penis zum Körper der Frau während der Penetration. Gleichzeitig dient die Vagina als Abfluss für die Menstruationsblutungen und als letzter Abschnitt des Geburtskanals, den der Fötus durchqueren muss, bevor er das Licht der Welt erblickt.

Sie ist röhrenförmig, fühlt sich leicht runzelig an und ist zwischen sieben und zwölf Zentimeter lang, dabei extrem elastisch. Entgegen einer weitverbreiteten Meinung handelt es sich bei der Vagina nicht um einen ständigen Hohlraum: Ihre Innenseiten liegen aufeinander wie bei einem nicht aufgeblasenen Luftballon, können sich jedoch mit Leichtigkeit weiten und auch verlängern, je nachdem, was in die Vagina eingeführt wird, sei es ein Penis, ein Finger, ein Sexspielzeug oder ein banaler Tampon. Das verdankt sie ihrer muskulös-bindegewebsartigen Zusammensetzung, die ihr Eigenschaften verleiht, die denen unserer Wangen nicht unähnlich sind: Wenn wir unseren Mund mit Luft füllen, dehnen sie sich aus, aber sobald wir die Luft ausstoßen, liegen sie wieder flach an. Mehr oder weniger dasselbe geschieht mit einer Vagina beim Geschlechtsverkehr. Sie weitet sich, um dem Penis Platz zu machen, aber sobald er herausgezogen wird, kehrt sie in den Anfangszustand zurück – ohne Auswirkungen auf ihren »entspannten« Durchmesser (wie einige hässliche Vorurteile behaupten).

Unmittelbar an der Scheidenöffnung befinden sich zahlreiche Nervenenden, weshalb in der Vagina beim Geschlechtsverkehr oder der Selbstbefriedigung äußerst angenehme Lustgefühle entstehen können, die von Frau zu Frau stark variieren. Und ja, irgendwo in der Vagina sitzt auch der legendäre G-Punkt.

DER G-PUNKT –
ZWISCHEN MYTHOS UND WAHRHEIT

Wieso heißt der G-Punkt ausgerechnet G-Punkt? Vor allem aber: Gibt es ihn wirklich? Und wenn ja, was verbirgt sich dahinter? Die Fragen, die den G-Punkt umgeben, gehören zu den Klassikern in allen Gesprächen rund um die weibliche Sexualität. Fangen wir mit dem Namen an: Er heißt G, und nicht etwa F oder H, aus dem einfachen Grund, dass der Erste, der seine Existenz behauptet und ihn verortet hat, Ernst Gräfenberg hieß – ein Gynäkologe, der in der ersten Hälfte des 20. Jahrhunderts aktiv war (daher wird die Stelle manchmal auch als Gräfenberg-Zone bezeichnet). Die Verwendung der Initiale G wurde 1982 durch die Wissenschaftler Alice Khan Ladas, Beverly Whipple und John Perry etabliert, die ihren internationalen Bestseller danach benannten: *The G Spot and other recent discoveries about human sexuality* (deutscher Titel: *Der G-Punkt – das stärkste erotische Zentrum der Frauen*).

Unter dem G-Punkt verstehen wir einen extrem empfindlichen Bereich an der vorderen Innenseite der Vagina, der (so vermutet man zumindest) bei richtiger Stimulation mit intensiven Lustgefühlen in Verbindung gebracht wird: einen regelrechten Anlasser für die Erregung und den Orgasmus. Seine räumlichen Koordinaten, für alle, die ihn nicht selbst suchen wollen, sind die folgenden: Liegt die Frau auf dem Rücken und führt man einen oder zwei Finger mit nach oben weisender Handfläche in die Vagina ein, befindet er sich direkt da, an unseren Fingerspitzen, wenn wir die Finger etwas nach oben krümmen, also in Richtung Bauchnabel. Aussagen zufolge fühlt es sich nach der ersten Berührung zunächst ein bisschen so an, als müsse man urinieren; wird die Stimulierung jedoch beibehalten, setzen nach wenigen Sekunden wohl die Wellen der Lust ein. Wie bei der Klitoris handelt es sich auch hier um höchst subjektive Empfindungen, die von Frau zu Frau unterschiedlich ausfallen, vielleicht auch in Abhängigkeit von der jeweiligen anatomischen Beschaffenheit, womöglich in Zusammenhang mit psychischen Variablen. Jedenfalls ist bezüglich des G-Punktes die Ansicht verbreitet, dass, im Gegensatz zur Klitoris, die Wahrnehmung der sexuellen Stimulation unmittelbarer erfolgt oder sogar noch stärker ist, wenn jemand anders die »Taste« betätigt, als bei der vollkommen autonomen Masturbation.

Weshalb ist der G-Punkt so unglaublich empfindlich? Vielleicht hängt es damit zusammen, dass er eine Art Kreuzung darstellt, und zwar auf engstem Raum, an der die verschiedensten anatomischen Strukturen und Gewebetypen zusammenlaufen: Neben den zahlreichen Nervenenden wären es demnach viele Blutgefäße, verschiedene Drüsen, ein kurzer Abschnitt der Harnröhre, die Oberfläche der Scheideninnenwand und (womöglich) sogar die innersten Ausläufer der Klitoris.

Obwohl die Existenz dieser fast schon als magisch gehandelten, legendären Wunderzone durchaus reizvoll ist und obwohl sich die Forschung nun schon mehrere Jahrzehnte damit befasst hat, bleibt der G-Punkt eines dieser Themen, an dem die Experten sich scheiden: Es gibt wissenschaftliche Publikationen, die seine Existenz untermauern, aber eben auch Artikel, die sie bestreiten oder ihn als einen »modernen Mythos« abtun. Zu den positiven Belegen gehören Aussagen von Frauen, die seine Existenz selbst erlebt haben, zu den negativen die Tatsache, dass kein Messinstrument (Röntgenstrahlen, MRT und dergleichen) in der Lage ist, eine tatsächliche anatomische Struktur aufzudecken, der man diese Leistungen zuschreiben könnte. Sicher ist jedoch, dass zu den Hürden der Forschung in diesem Bereich das Fehlen einer »Standardstimulationsmethode« gehört, inklusive entsprechender genereller Bewertungsmaßstäbe für die empfundene Lust, aber auch die Schwierigkeit, Untersuchungen dieser Art in einer angemessenen Größenordnung durchzuführen.

DIE CHEMIE DER VAGINALSEKRETE

Feucht, diskret und transparent: Vaginalsekrete sind natürliche »Helfer« bei der Penetration. Wie sieht ihre chemische Zusammensetzung aus? Das haben wir uns garantiert noch nie gefragt, wenn es heiß hergeht, und es ist auch nicht wirklich das richtige Thema, um es bei einer gemütlichen Tasse Kaffee zu erörtern.

Im weiblichen Geschlechtsgang ist ständig ein Gemisch aus Flüssigkeiten präsent, dessen Zusammensetzung und pH-Wert sich im Verlauf des Menstruationszyklus mit dem schwankenden Hormonspiegel verändert. Es sind ein von Drüsen abgegebener Schleim, aber auch eine seröse Flüssigkeit, die aus den Zwischenräumen der dünnen Epithelien austritt, mit denen die Genitalien überzogen sind.

Im Verlauf der Erregung, wenn die Durchblutung dieser Bereiche zunimmt, sorgt der erhöhte Druck der Blutgefäße dafür, dass mehr interstitielle, also in den Zwischenräumen vorhandene Flüssigkeit ins Gewebe gepresst wird. An den Wänden der Vagina findet so innerhalb weniger Sekunden eine Art »Schweißbildung« statt, eine sogenannte Transsudation, bei der mikroskopische Tröpfchen durch die Zellwände der Kapillargefäße dringen. Sie schließen sich umgehend zu einer Art Film zusammen, der feucht, rutschig und extrem glatt ist und aus Wasser, Aminosäuren, ein paar Kohlenhydraten, aber auch Milchsäure und Proteinen besteht. Zu Letzteren gehören die Mucine, eine bestimmte Art von Glykoproteinen (also Proteine, die einen Zuckeranteil aufweisen), die das Sekret zähflüssig machen und deren Zuckeranteil die Aufgabe hat, die Wassermoleküle so lange wie möglich an Ort und Stelle zu binden. Mit großer Wahrscheinlichkeit hilft das eventuell vorhandenen Spermien auf ihrem Weg zum Ziel.

Das Problem der Scheidentrockenheit kann mit hormonellen Schwankungen zusammenhängen, aber auch dem Kontakt mit alltäglichen chemischen Wirkstoffen geschuldet sein: etwa intimen Reinigungsmitteln oder übermäßig aggressiven Seifen, aber auch Waschmitteln mit Allergenen. In anderen Fällen hat es mit den Nebenwirkungen bestimmter Stoffklassen zu tun: manchen Medikamenten, wie beispielsweise Antihistaminika, die sich negativ auf die Lubrikation auswirken können, weil sie generell die Schleimabscheidung hemmen. Aber auch die Einnahme von Marihuana direkt vor dem Geschlechtsverkehr kann eine austrocknende Wirkung haben. Dasselbe geschieht bei einer Genitalinfektion oder wenn man sich sehr unter Druck gesetzt fühlt, sei es aufgrund einer stressreichen Lebenssituation oder von konkreten Angstzuständen.

Männer, die Frauen unterschätzen

Oder besser: Männer, die das sexuelle Verlangen ihrer Partnerinnen unterschätzen. Eine Studie der University of Toronto von 2016 hat herausgefunden, wie wenig die männlichen Partner sich des tatsächlichen Interesses ihres weiblichen Gegenübers an Sex mit ihnen bewusst sind. Befragt wurden 229 Männer zwischen 18 und 64 Jahren, die zu dem Zeitpunkt verheiratet oder in einer Beziehung waren. Im Gegenzug konnten die zugehörigen Frauen recht genau abschätzen, wie sehr ihr Mann sie jeweils begehrte.

Gleichzeitig gehört es zu den festen Überzeugungen unserer Kultur, dass Männer regelrecht auf reinen Sex programmiert sind, während Frauen die Sache angeblich etwas anders angehen, emotionaler oder mit der Absicht, eine Familie zu gründen. Man hört auch immer wieder, dass Frauen im Gegensatz zu ihren Partnern nicht erregt werden, wenn ihnen etwas unter die Augen kommt, dass als »sexy« bezeichnet werden könnte. Oder sogar, dass sie schon anatomisch darauf ausgelegt seien, Geschlechtsverkehr passiv zu »empfangen«, statt ihn aktiv »einzuleiten«. Nichts könnte falscher sein, und die Wissenschaft hat Beweise. Die Forschung hat nämlich mehrfach erwiesen, dass es zwar gewisse Unterschiede zum männlichen Geschlecht gibt, aber Frauen dem Geschlechtsakt mindestens genauso zugeneigt sind. Darüber hinaus entfesselt der weibliche Körper ebenfalls eine Reihe überaus intensiver Reaktionen auf Reize wie erotische Bilder oder pornografische Videos.

Selbst die Vorstellung, dass die Weibchen unserer Spezies eher dazu neigen, monogam zu leben, als unsere Männchen, dass sie also viel eher den Wunsch hegen, einen einzigen festen Partner zu haben, lässt sich nicht nur nicht bestätigen: Die weibliche Physiologie scheint vielmehr das genaue Gegenteil nahezulegen. Beispielsweise die Tatsache, dass Frauen mehrmals hintereinander zum Orgasmus kommen können, ohne eine Pause zwischen einem Geschlechtsakt und dem nächsten einlegen zu müssen (was man von den Männern nicht gerade behaupten kann). Das lässt die Vermutung zu, dass der weibliche Körper alles andere als auf einen einzelnen Geschlechtsakt oder Partner ausgelegt ist.

Bewiesen wurde jedoch, dass Männer viel häufiger an Sex denken als Frauen. Nicht alle sieben Sekunden, wie es eines der vielen Ammenmärchen über dieses Thema behauptet, aber in jedem Fall täglich oder, in mehr als 50 % der Fälle, sogar mehrmals täglich: Eine derart hohe Frequenz wurde nur bei 20 % der befragten Frauen festgestellt.

Warum haben Frauen Brüste?

Um zu stillen, natürlich. Aber wenn diese beiden weichen Erhebungen, diese Symbole der Weiblichkeit, wirklich nur die biologischen Vorrichtungen zum Stillen enthielten, dann wären sie kleiner. Und im Vergleich zu vielen anderen Säugetierarten ist die Brust beim weiblichen Menschen während des gesamten Erwachsenenlebens auffällig ausgewölbt, nicht nur unmittelbar nach einer Geburt, und selbst während und nach der Menopause, wenn die Wahrscheinlichkeit, noch einmal stillen zu müssen, dramatisch abfällt.

Aber fangen wir vorne an: Worum handelt es sich hier, anatomisch gesehen? Was wir den Busen nennen, die Brust oder Brüste, sind zwei Drüsenorgane, die sich während der Pubertät bei weiblichen Exemplaren der Spezies Mensch entwickeln. In dieser Lebensphase beginnen sie, sich mehr oder weniger auf Höhe der

Brustmuskeln aus dem Oberkörper zu wölben. Sie sind mit Fettgewebe ausgefüllt und darin befinden sich die Brustdrüsen, die
für die Sekretion von Muttermilch zuständig sind. Insgesamt
wird die Brust von einer Art Gerüst aus Bindegewebe gehalten,
das ihr eine relativ feste Konsistenz verleiht.

Zahlreiche Theorien, einige davon überaus bizarr, versuchen
eine evolutionäre Erklärung dafür zu liefern, weshalb Frauen
ausgerechnet auf ihrer Vorderseite über zwei derart voluminöse
Gebilde verfügen. Zum Beispiel wird vermutet, dass ein üppiger
Busen ein Indiz für eine ausgeprägt Fetteinlagerungsfähigkeit
darstellen und somit auf den ersten Blick Auskunft über den gesundheitlichen Zustand sowie die Fruchtbarkeit einer Frau geben
könnte. Eine andere These stützt sich auf die Ähnlichkeit zwischen Brüsten und den Pobacken, was sie demnach zu einem
möglichen Ersatzgesäß macht, das auch in der Frontalansicht die
Aufmerksamkeit auf sich ziehen kann. Die weibliche Brust könnte sich folglich entwickelt haben, als unsere Vorfahren zur auf-
rechten Körperhaltung übergegangen sind, um auf der Vorder-

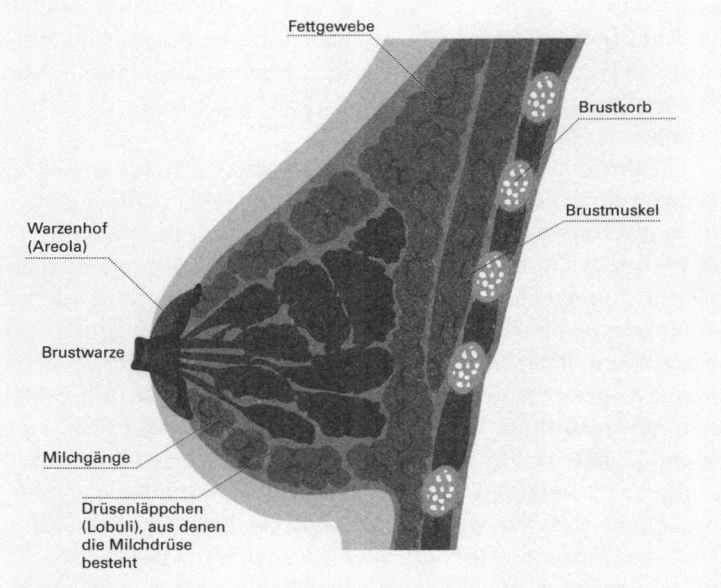

Fettgewebe

Brustkorb

Brustmuskel

Warzenhof
(Areola)

Brustwarze

Milchgänge

Drüsenläppchen
(Lobuli), aus denen
die Milchdrüse
besteht

Abbildung 22 Querschnitt durch die weibliche Brust

seite die Form der Hinterbacken nachzuahmen, die im zweibeinigen Gang mit Sicherheit weniger ins Auge stachen als vorher. Ganz allgemein stimmen die meisten dieser Theorien darin überein, dass sich diese konkrete Gestalt der Brüste keinesfalls zufällig entwickelt hat, sondern ein ausdrückliches Instrument der Verführung und einen sexuellen Lockruf für den Partner darstellt.

Noch ein letztes Faszinosum: Ist eine Frau erregt, nimmt das Volumen der Brust tendenziell zu, ihre Haut wird straffer und ihre Durchblutung erhöht, weshalb die sie durchziehenden Adern stärker zu sehen sind.

Zwei kleine Knöpfe

Sie erheben sich aus der Mitte der Brüste, wo die Haut stärker pigmentiert ist und über eine spezielle Muskulatur verfügt, die sich zusammenzieht, um dem Säugling den Zugang zur Muttermilch zu ermöglichen. Die Rede ist von den Brustwarzen, Gebilden an der Hautoberfläche, die neben ihrer Funktion beim Stillen auch ein wertvoller Maßstab für die Erregung während eines heißen Stelldicheins sein können. Inwiefern? Und welche Aufgabe erfüllen sie beim Sex?

Die Brustwarzen gehören, auch wenn das nicht alle wissen, zu den empfindlichsten Bereichen des Körpers. Hier ist die Haut dicht mit Fasern des autonomen Nervensystems durchzogen (also dem Teil des Nervensystems, der sich einer bewussten Kontrolle entzieht): Es genügt schon die Berührung mit Stoff oder ein minimaler Temperaturabfall, um die Verhärtung von einem oder beiden dieser kleinen »Knöpfe« zu bewirken, die dadurch noch weiter emporstehen und noch empfindlicher werden als im »entspannten« Zustand. Werden sie mit den Händen oder dem Mund stimuliert, können so ohne Weiteres sexuelle Phantasien und sexuelle Erregung ausgelöst werden, wie in anderen erogenen Zonen auch. In einer Studie von 2006, die im »Journal of Sexual Medicine« veröffentlich wurde, hat man etwa 300 Testpersonen beiderlei Geschlechts dazu befragt, und mehr als 80 % der Frauen haben angegeben, sich durch die Stimulation ihrer

Brustwarzen erregt (oder noch erregter) zu fühlen, sei es durch den Partner oder durch eigene Handarbeit, während über die Hälfte davon zugab, entsprechende Wünsche während des Geschlechtsverkehrs geäußert zu haben.

Zwar variiert die Empfindlichkeit mitunter entscheidend von Frau zu Frau und auch die jeweilige Phase des Menstruationszyklus spielt eine nicht unwesentliche Rolle (denn während des Eisprungs sind sie noch empfänglicher für Reize), aber inzwischen ist es erwiesen, dass die Stimulation der Brustwarzen bei Frauen äußerst intensive Empfindungen auslösen kann, bis hin zum Orgasmus. Mithilfe der funktionellen Magnetresonanztomografie konnten einige Wissenschaftler kürzlich eine plausible Erklärung für das Phänomen finden. Hierzu haben sie einige Frauen gebeten, ihre jeweiligen erogenen Zonen zu stimulieren, eine nach der anderen, während sie sich in der Maschine befanden. Das Ergebnis: Die Reize, die an den Brustwarzen wahrgenommen werden, gelangen über die Nervenbahnen in dieselben Hirnregionen, die auch die Reize aus dem Genitalbereich registrieren, insbesondere von Vagina, Klitoris und Gebärmutterhals.

Was die Männer angeht, haben die Untersuchungen ergeben, dass nur wenig mehr als 50 % es als erregend empfanden, an den Brustwarzen stimuliert zu werden. Da fragt man sich doch direkt: Wenn für die Männchen unserer Art, die bekanntermaßen nicht stillen, die Brustwarzen auch für das Erreichen des Höhepunktes nicht maßgeblich sind, wieso haben sie überhaupt welche? Die wissenschaftliche Theorie dahinter lautet folgendermaßen: Sie sind zwar für die Männer nicht unerlässlich, aber für die Frauen umso wichtiger, und gleichzeitig erfordert es dermaßen wenige »biologische Ressourcen«, sie in beiden Geschlechtern zu erhalten, dass es einfach keinen triftigen evolutionären Grund gibt, sie bei den Männern verschwinden zu lassen. Dass Menschen über Brustwarzen verfügen, ist auf Frauen bezogen von absoluter Wichtigkeit (da sie damit den Nachwuchs der Spezies ernähren), weshalb dieses genetische Merkmal wahrscheinlich »standardmäßig« auch an den Brüsten des anderen Geschlechts erhalten wurde, wenngleich es dort keinerlei Vorteile bringt. Kurz gesagt: Wahrscheinlich haben Männer einfach deshalb Brustwarzen, »weil Frauen auch welche haben«.

DER LIEBESAKT
IN GROSSAUFNAHME

Ein Gewimmel aus Beinen, Händen, Mündern
und zerzaustem Haar, ganz zu schweigen von dem,
was in unserem Blutkreislauf geschieht oder wie unsere
Hirnareale flackern. Beim Sex mit jemand anderem (oder
allein) scheinen unser Körper und unser Verstand tatsächlich
sämtliche Regeln abzuschütteln und dem Höhepunkt des Chaos
zuzustreben. Daher überrascht es wahrscheinlich, zu erfahren,
dass in Wahrheit alles einem überaus strukturierten Prozess
folgt, ganz gleich, wie leidenschaftlich, hemmungslos,
verspielt oder auch zerstreut man zur Sache geht.

Woher wissen wir das? Das fragen wir am besten
die verschreckten Paare, die »es« in der Vergangenheit
direkt vor der Nase eines Wissenschaftlers tun sollten,
der im weißen Kittel und mit gerunzelter Stirn
jedes noch so kleine Detail notiert hat,
um ja nichts zu verpassen.

DIE PHASEN DES SEXUELLEN REAKTIONSZYKLUS

Das war durchaus kein Scherz: Zahlreiche Personen haben sich, paarweise oder im Alleingang, bereit erklärt, außerhalb der eigenen vier Wände Sex zu haben oder sich selbst zu befriedigen, und das alles im Namen der Wissenschaft. Wegbereiter für diesen Forschungszweig waren der Gynäkologe William Masters und die Sexuologin Virginia Johnson, die trotz der vehementen Kritik ihrer Zeitgenossen von 1957 an viele Jahre darauf verwendeten, mit eigenen Augen und aus immer geringerer Distanz zu beobachten, was beim Sex im menschlichen Körper vor sich geht. Dem einen oder anderen kommen diese Namen vielleicht bekannt vor, was daran liegen könnte, dass seit 2013 eine erfolgreiche TV-Serie aus den Vereinigten Staaten mit dem Titel *Masters of Sex* ihre Geschichte erzählt.

Zu den Methoden, die sie in ihrer eigenen Klinik in St. Louis angewandt haben, gehört die aufmerksame visuelle Untersuchung der körperlichen Veränderungen während des gesamten Liebesaktes, von Anfang bis Ende: die Körperregionen, die in den intensivsten Momenten am ehesten zur Schweißbildung neigen, die Muskelsignale bei Erreichen des Höhepunktes, bis hin zu den minimalsten farblichen Variationen im Genitalbereich. Aber das ist nicht alles. Masters und Johnson setzten auch auf instrumentelle Überwachung: von der Messung von Blutdruck und Herzrhythmus bis hin zur Verwendung von Sonden, um Aufnahmen im Inneren der Vagina machen zu können.

Ihnen verdanken wir (neben den 312 Männern zwischen 21 und 89 Jahren sowie den 382 Frauen zwischen 18 und 78 Jahren, die zugelassen haben, untersucht, fotografiert und sogar gefilmt zu werden, natürlich), die Geburt der menschlichen Sexualphysiologie als wissenschaftliche Disziplin. 50 Jahre sind seit Erscheinen ihres ersten Textes vergangen (*Human Sexual Response*, 1966; deutscher Titel: *Die sexuelle Reaktion*), aber ihr Modell des sexuellen Reaktionszyklus wird nach wie vor bei der Untersuchung von Sexualstörungen zugrunde gelegt. Wie ist dieses Modell aufgebaut?

Es handelt sich dabei um vier aufeinanderfolgende Phasen, die anhand der physischen Veränderungen strukturiert sind, wie sie beim Sex oder bei der Selbstbefriedigung im Körper gemessen werden können. Diese Phasen (Erregung, Plateau, Orgasmus und Rückbildung) treten bei Männern und Frauen gleichermaßen auf – mit entsprechenden Spielräumen in Bezug auf zeitliche Abläufe und Intensität, die nicht nur zwischen den Geschlechtern, sondern auch von Person zu Person stark variieren können.

Das Schema von Masters und Johnson war zwar das erste, aber schon nach relativ kurzer Zeit war es nicht mehr das einzige. Die Forscherin Helen Kaplan beobachtete beispielsweise etwas später, dass in den Diagrammen ihrer Kollegen die psychologische, die emotionale und die kognitive Dimension fehlten. Sie präsentierte

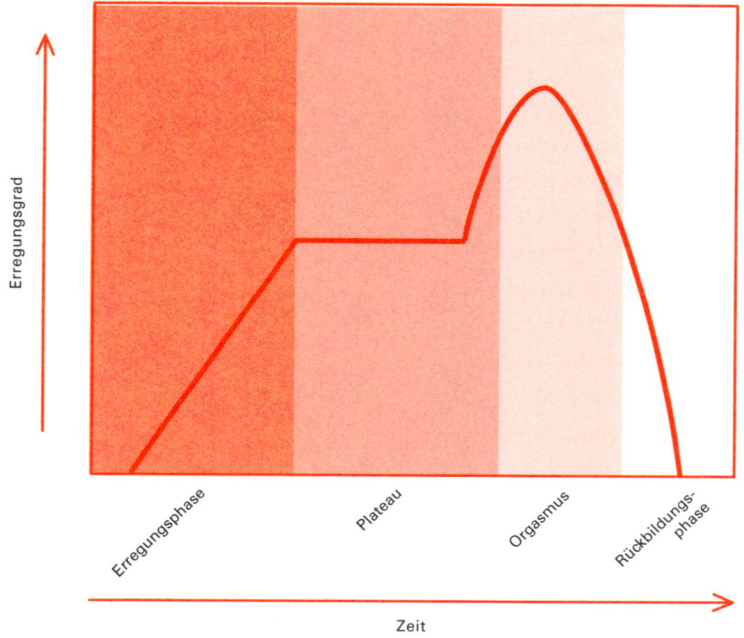

Erregungsphase Sie beginnt, sobald die Stimulation oder eine besonders intensive sexuelle Phantasie einsetzt. Der Pulsschlag wird intensiver, der Blutdruck steigt langsam an, die Atmung wird schwerer und die Muskelanspannung in bestimmten Körperregionen nimmt zu. Es kommt zu den ersten Reflexen im Genitalbereich: Erektion des Penis, vaginale Lubrikation, »Erwachen« von Klitoris und Brustwarzen.

Abbildung 23 Der sexuelle Reaktionszyklus

ein dreiteiliges Modell (Begehren, Erregung, Orgasmus), das auf neurophysiologischen Parametern des Individuums basierte. Andere Kritiker wiesen darauf hin, dass eine klare Trennlinie zwischen den ersten beiden Phasen von Masters und Johnson fehlte (Erregung und Plateau).

Plateauphase Die Plateauphase ist kurz gesagt eine Phase gesteigerter Erregung. Blutdruck und Pulsschlag steigen weiter an, die Muskelanspannung nimmt zu, vor allem im Gesicht, im Bauch und in den Gliedmaßen. Die Erektion erreicht ihr maximales Ausmaß, die Hoden werden größer und näher an den Körper gezogen. Bei der Frau nimmt die vaginale Gefäßverengung zu, die Brüste werden praller und die Brustwarzen schwellen weiter an. Die Bewegungen des Koitus werden bei beiden zunehmend unwillkürlich. Die Haut kann stellenweise Rötungen aufweisen.

Orgasmusphase Verschiedene körperliche Parameter erreichen das Maximum: Herzschlag, Blutdruck, Atemfrequenz, Muskelanspannung, sogar die Körpertemperatur. Der Mann ejakuliert, bei der Frau setzen rhythmische Muskelkontraktionen in der Vagina und im Analbereich ein.

Rückbildungsphase Ziemlich schnell kehrt alles in den Ursprungszustand zurück. Die Muskeln entspannen, der Blutdruck sinkt, kurz: Die Person ist nicht länger erregt. Es folgt, bei den Männern, die Refraktärphase, die zwischen einigen Minuten und mehreren Stunden oder sogar Tage andauern kann (je nach Alter, aber auch von Person zu Person unterschiedlich). In dieser Phase ist es für den Mann praktisch unmöglich, den Geschlechtsverkehr fortzusetzen oder erneut einzuleiten, wobei von außergewöhnlichen Ausnahmen berichtet wurde. Der Prolaktinpegel steigt an, ein Hormon, das den Testosteronspiegel senkt. Außerdem könnte einigen Studien zufolge, die bisher nur an Labortieren durchgeführt wurden, die Ejakulation mit der Ausschüttung des Neurotransmitters GABA (Gamma-Aminobuttersäure) im Gehirn zusammenhängen. GABA hemmt die Aktivität der Neuronen, die sexuelle Aktivität beeinflussen, und knipst somit den ganzen »Schaltkreis« aus.

Man muss jedoch betonen, ganz gleich, welches Modell wir in Betracht ziehen, dass es sich dabei nicht um eine allgemeingültige »Choreographie« handelt: Unter bestimmten Umständen kann eine Phase ausgelassen werden oder aber zwei Phasen können sich überlappen. Wir haben es hier nicht mit einem erschöpfenden Schema zu tun, das alle denkbar beteiligten Variablen abdeckt, sondern mit der extrem vereinfachten Darstellung einer menschlichen Verhaltensweise mit zahllosen Facetten. Es fehlen beispielsweise kulturelle Einflüsse oder Aspekte, die die Beziehung der Partner zueinander reflektieren, und noch zahlreiche mehr. Diese Modelle sollten uns also eher als Ausgangspunkt dienen, um mehr über den Liebesakt zu erfahren, und nicht als Schritt-für-Schritt-Anleitung.

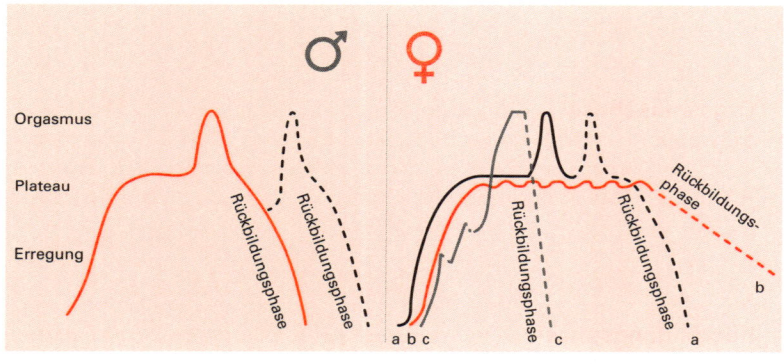

Die gestrichelte Linie zeigt an, dass bei jungen Männern die Refraktärphase kürzer ausfällt und es schneller zu einem weiteren Orgasmus kommen könnte.

Es gibt keine Refraktärphase und multiple Orgasmen sind möglich. Kurve A durchläuft alle vier Phasen; in Kurve B fehlt der Orgasmus; bei Kurve C folgt der Orgasmus sehr schnell auf die Erregung, was unterstreicht, dass mehrere Abfolgen möglich sind.

Abbildung 24 Der sexuelle Reaktionszyklus von Mann und Frau im Vergleich

SEX MIT STOPPUHR

»Ausreichend« zwischen 3 und 7 Minuten, »erstrebenswert« zwischen 7 und 13, »zu kurz« zwischen einer und zwei Minuten, und schließlich »zu lang« zwischen 10 und 30: Das sind die Ergebnisse einer Umfrage unter Experten in Kanada und den Vereinigten Staaten bezüglich der Dauer des Geschlechtsakts, wie sie im »Journal of Sexual Medicine« veröffentlicht wurden. Und was ist ideal? In der Mehrheit der Fälle, die von Sexuologen, Therapeuten und Ärzten dokumentiert wurden, liegt sie bei 13 Minuten, und kürzer ist besser als länger: Das liegt wahrscheinlich deutlich unter dem, was man so im Allgemeinen erwartet hätte.

Vorsicht: Gemessen wird ab dem Zeitpunkt der Penetration und bis zur Ejakulation; 13 Minuten, in die also weder das Vorspiel mit eingerechnet werden noch die wünschenswerten Streicheleinheiten, mit denen man das Liebesspiel ausklingen lässt.

SIE OBEN, ER UNTEN (UND ANDERSHERUM): WAS SAGT DIE WISSENSCHAFT?

»Die besten Sexstellungen«. »10 Stellungen, die SIE verrückt machen«. »Die richtigen Stellungen, um SEINE Ausdauer zu erhöhen«. »Mit dieser Stellung verbrennen Sie 500 Kalorien!« Von der »Amazone« zum »Missionar«, vom »Fahrrad« bis zum »Löffel« – das Internet und Zeitschriften wimmeln nur so vor Ratschlägen, wie man sich im Bett anzuordnen hat, damit die Funken fliegen. Ehrlich gesagt gibt es in diesem Bereich jedoch reichlich wenig, was mit Fakten belegt wäre: Es scheint keine einzige Studie zu geben und auch sonst keine belastbaren Daten, die die Stellung des Körpers mit der Intensität der Lust, der Dauer des Beischlafs oder dem Kalorienverbrauch in Verbindung bringen.

Noch umkämpfter – und noch dazu mit mehr Anhängern –

stellt sich die Gerüchteküche in Bezug auf die Empfängnis dar: Körperhaltungen, Strategien und Leistungen, die, vorsichtig formuliert, eher fantasievoll erscheinen, werden angepriesen, um auch garantiert »ins Schwarze zu treffen« und sich fortzupflanzen. Einige der besonders beliebten Ammenmärchen werden im Folgenden präsentiert (und natürlich widerlegt).

Die einzige Position, mit der man die Empfängnis erfolgreich abschließen kann, ist die Missionarsstellung.
Mag sein, dass auf diese Weise das Sperma tiefer in den Vaginaltrakt gelangt, also näher an den Gebärmutterhals, aber zahllose andere Positionen eignen sich genauso zur Empfängnis. Es ist also absolut nicht so, dass andere Stellungen für den Beischlaf als »Verhütungsmittel« genutzt werden könnten: Keine Form von (ungeschütztem) Geschlechtsverkehr erfüllt diese Funktion.

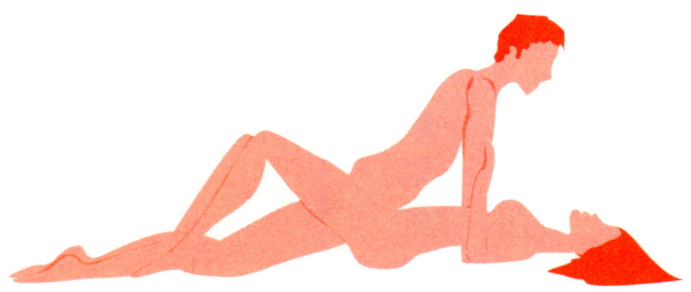

Abbildung 25 Einander zugewandt und auf Augenhöhe, sie liegt auf dem Rücken, er zwischen ihren leicht gespreizten Beinen

Um schwanger zu werden, darf die Frau auf keinen Fall oben sein.
Dieses Ammenmärchen stützt sich auf die Annahme, dass – da ja der Mann unten ist – das Sperma Mühe haben könnte, die Vagina »hinaufzuklettern«, um die zu befruchtende Eizelle zu erreichen. Zufällig wissen die Spermien aber ganz genau, wo sie hinmüssen, wenn sie erst einmal in der Frau sind, und brauchen dazu auch nicht die Hilfe der Schwerkraft.

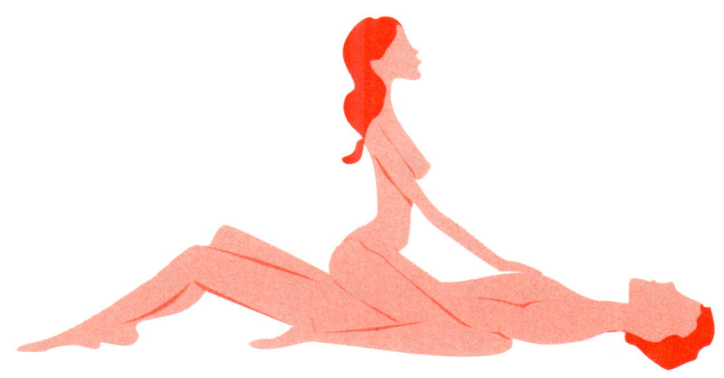

Abbildung 26 Hier ist jede Stellung gemeint, bei der die Frau sich auf dem Mann befindet.

Um schwanger zu werden, muss man die Stellung wählen, bei der ihr Orgasmus am wahrscheinlichsten ist, oder die Variante: *Ohne Orgasmus keine Fortpflanzung.*

Im Widerspruch zur Theorie des *upsuck-effect*, bei der behauptet wurde, der weibliche Orgasmus und insbesondere die darauffolgenden Muskelkontraktionen seien notwendig, um die Spermien per »Saugeffekt« zur Eizelle zu befördern, ist das Erreichen des Höhepunktes seitens der Frau keine biologische Voraussetzung für eine erfolgreiche Befruchtung.

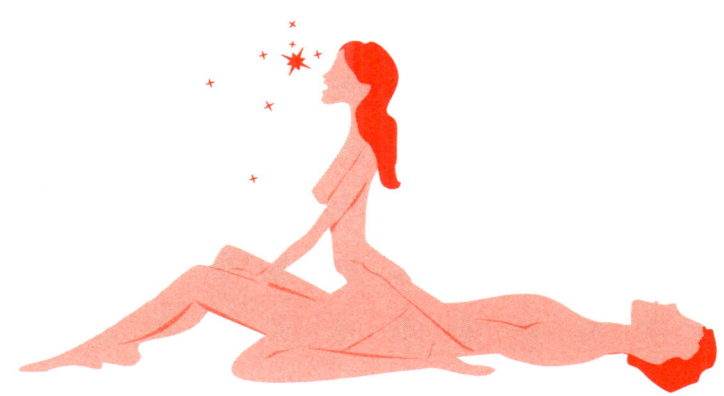

Um schwanger zu werden, muss die Frau nach der vaginalen Ejakulation des Mannes ein paar Minuten die Beine in die Luft strecken.

Nach Meinung einiger Fachleute sollte die Frau nach der Ejakulation noch etwas liegen bleiben, weil das nützlich sein könnte, um den unmittelbaren Austritt des Spermas zu vermeiden. Alles, was darüber hinausgeht, ist jedoch überflüssig, Akrobatik eingeschlossen.

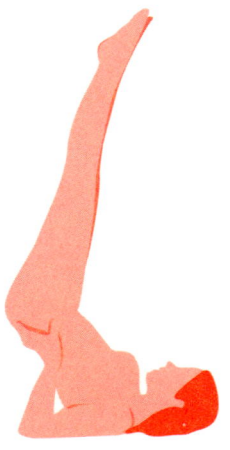

Macht es von hinten, wärmt die Hoden vor und richtet euch nach Norden aus, um einen Jungen zu zeugen, oder: *Kühlt die Hoden und schlaft bei Vollmond miteinander, wenn ihr ein Mädchen wollt.*

Das mag den einen oder anderen enttäuschen, aber kein Sextrick der Welt wird den Kopulateuren die Superkraft verleihen, das Geschlecht ihres Sprösslings in spe zu bestimmen. Wer vergessen hat, weshalb das so ist, kann mithilfe der Erklärung in Kapitel 2 sein Gedächtnis auffrischen.

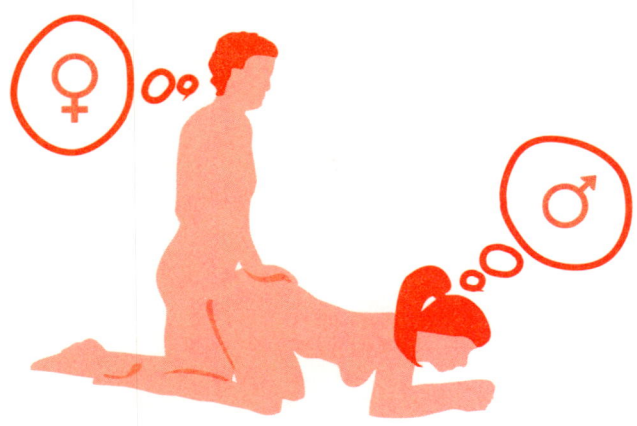

MASTURBATION, JA ODER NEIN?

Mit den Händen oder anderen Körperteilen, mit bestimmten Gegenständen oder einem gezielten Wasserstrahl an den Genitalien und anderen erogenen Zonen zu spielen, um Erregung und Lust zu empfinden, bis hin zum Orgasmus: Das ist, kurz gesagt, das Konzept von Masturbation. Sie wird häufiger im Alleingang durchgeführt, dann spricht man von Selbstbefriedigung oder Autosexualität, beim Mann auch von Onanieren, aber das ist nicht alles: Man kann dieselben Techniken auch bei einer anderen Person anwenden, sowohl einseitig als auch gegenseitig, im Wechsel oder gleichzeitig, beim Petting oder auch mitten im Liebesakt. Werfen wir einen genaueren Blick auf die Masturbation, worum es sich handelt und was diese Praktik, die im Laufe der Geschichte Gegenstand zahlreicher Polemiken und Ammenmärchen war, für das Individuum und dessen Körper bedeutet.

TECHNISCHES

Beim männlichen Geschlecht wird hauptsächlich der Penis stimuliert, aber auch das Skrotum, der Anus und die Brustwarzen können mit Aufmerksamkeit bedacht werden. Zu den typischen Gesten gehört es, den Penis mit einer oder beiden Händen zu umfassen, mit der Faust oder zwischen Daumen und Zeigefinger, oder ihn am Bauch oder einer anderen Oberfläche zu reiben, mit rhythmischen und mehr oder weniger schnellen und heftigen Bewegungen über seine Länge hinweg, bis man den Orgasmus und die Ejakulation erreicht. Wird der Vorgang nicht kontrolliert, kann er sehr schnell vorbei sein und in zwei bis drei Minuten über die Bühne gehen, und manche Männer kommen schon nach nur 30 Sekunden zum Abschluss. Tendenziell wird die »Behandlung« jedoch verlangsamt oder kurz vor der Ejakulation regelrecht abgebremst, um anschließend neu anzusetzen, wodurch die gesamte Angelegenheit in die Länge gezogen werden kann und gewissermaßen in »Intervallen« erfolgt.

Die meisten Frauen masturbieren hingegen, indem sie über die Klitoris streichen oder leichten Druck auf sie ausüben und die großen und kleinen Schamlippen stimulieren, mit Bewegungen, die von oben nach unten, seitlich oder auch kreisend verlaufen und sich, was Geschwindigkeit und Druck angeht, von Frau zu Frau und auch von Mal zu Mal unterscheiden. Nur etwa 20 % der Frauen nutzen auch den Scheidenkanal und führen Finger oder Gegenstände ein, aber sehr viele finden es erregend, ihre Brüste oder Brustwarzen zu massieren. Im Durchschnitt dauert die Selbstbefriedigung ungefähr vier Minuten, aber in manchen Fällen wird der Orgasmus auch schon nach 30 Sekunden erreicht, wie bei den flinkeren unter den Männern. Im Unterschied zu den Männern können Frauen jedoch nach dem ersten Orgasmus fortfahren und sich weitere Höhepunkte hintereinander verschaffen, ohne eine Pause machen zu müssen.

WER MASTURBIERT?

So ziemlich jeder, überall auf der Welt, macht früher oder später diese Erfahrung. Mit der Solo-Variante fängt man auf recht unbewusste Weise schon im Kindesalter an, durch Reiben der Genitalien, aber man nimmt an, dass schon der Fötus eine Vorform von Selbstbefriedigung praktizieren kann, also noch im Babybauch, was dank mancher Bildgebungsverfahren beobachtet werden konnte. Meister der Selbstbefriedigung werden wir während der Pubertät, wo im Verlauf des Tages problemlos mehrere Male zur Tat geschritten werden kann und auch die Verbindung mit tatsächlichen sexuellen Phantasien einsetzt. Auch im Erwachsenenalter macht die Mehrzahl der Personen – männlich oder weiblich, Single oder in einer Beziehung – damit weiter oder behält zumindest die Lust darauf, wobei die Häufigkeit in der Regel ab dem 17. Lebensjahr immer weiter abnimmt. Zwar können gesundheitliche Probleme, religiöse oder andere persönliche Faktoren sich darauf auswirken, aber ganz allgemein kann die Masturbation ohne Weiteres bis ins hohe Alter beibehalten werden, sowohl in ihrer unabhängigen Spielart als auch gemeinsam mit dem Partner. Halten wir also fest: Es gibt kein festgelegtes Anfangsalter, kein Alter, in dem offiziell Schluss ist, und erst recht keine Altersempfehlungen, wann man sich der lustvollen Handarbeit hingeben darf oder sollte.

Bereits in den 1940er Jahren gaben in den USA 94 % der Männer und 40 % der Frauen zu, sich schon einmal bis zum Erreichen des Orgasmus selbst befriedigt zu haben, und seither scheinen die Zahlen nur noch weiter angewachsen zu sein. Eine der neuesten Studien zum Thema stammt aus Schweden und hat 2016 ihre Ergebnisse im »Journal auf Sex Research« veröffentlicht. Ihr zufolge kreuzten etwa 15 % der Frauen und gerade mal 1 % der Männer zwischen 18 und 22 Jahren »Nein« an, als sie gefragt wurden, ob sie sich jemals selbst befriedigt hätten. Das unterstreicht zwar einen gewissen Unterschied zwischen den Geschlechtern im unteren Altersbereich, bestätigt aber die weite Verbreitung der Tätigkeit an sich. Bezüglich der Frage, in welchem Alter die Selbstbefriedigung erstmals erfolgte, offenbarte dieselbe Testgruppe (bestehend aus etwa 3000 Studenten), dass im Durchschnitt die Jungs fast ein Jahr früher damit beginnen (12,5 Jahre) als die Mädchen (13+ Jahre).

Die Abbildungen 27 und 28 veranschaulichen hingegen die Daten des *National Survey of Sexual Health and Behavior* von 2010, einer der umfangreichsten Untersuchungen zum Sexualverhalten der letzten 20 Jahre, bei der fast 6000 US-Bürger zwischen 14 und 94 Jahren befragt wurden.

Dennoch ist es nicht gesagt, dass diese Zahlen zu 100 % die tatsächliche Situation abbilden. Wir müssen berücksichtigen, dass es sich bei der Masturbation um eine ausgesprochen intime Angelegenheit handelt und dass manche Altersgruppen, etwa die sehr Jungen oder die sehr Alten, sich womöglich nicht vollkommen unbefangen fühlen, wenn es darum geht, die eigenen sexuellen Gewohnheiten zu offenbaren, noch dazu in Bezug auf Masturbation. Die Ursachen hierfür hängen vielleicht mit dem Thema des nächsten Kapitels zusammen.

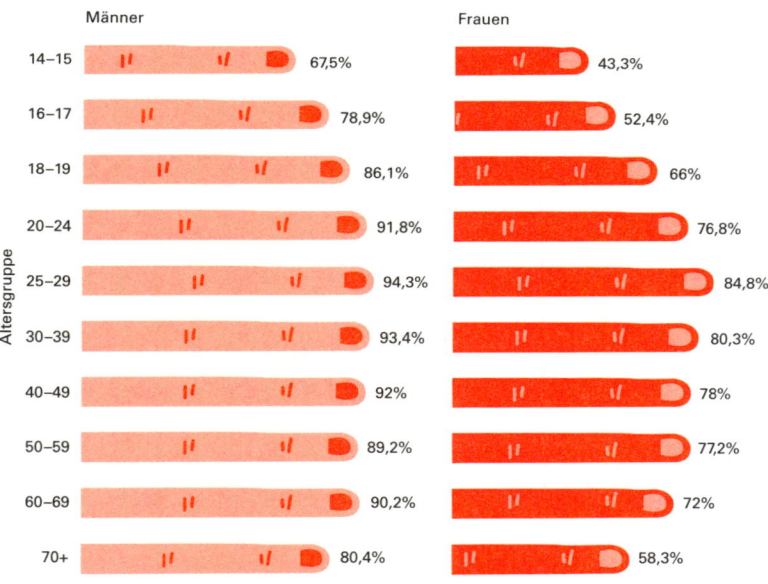

Abbildung 27 Alle, die die Frage »Hast du dich schon einmal selbst befriedigt?« mit »Ja« beantwortet haben, aufgeschlüsselt nach Geschlecht und Altersgruppe.

DAS KOSTET DICH DEIN AUGENLICHT!

Man sollte meinen, dass Selbstbefriedigung schon längst akzeptiert worden wäre. Der älteste Beleg für menschliche Masturbation ist nämlich ein archäologischer Fund mit sage und schreibe 28 000 Jahren auf dem Buckel: ein steinernes Objekt mit vollendet phallischer Form und polierter Oberfläche, das im sogenannten Hohlen Fels, einer Karsthöhle in der Schwäbischen Alb, entdeckt wurde. Mit einiger Wahrscheinlichkeit handelt es sich um einen rudimentären Penis, der als Sexspielzeug für die weibliche Stimulierung verwendet wurde.

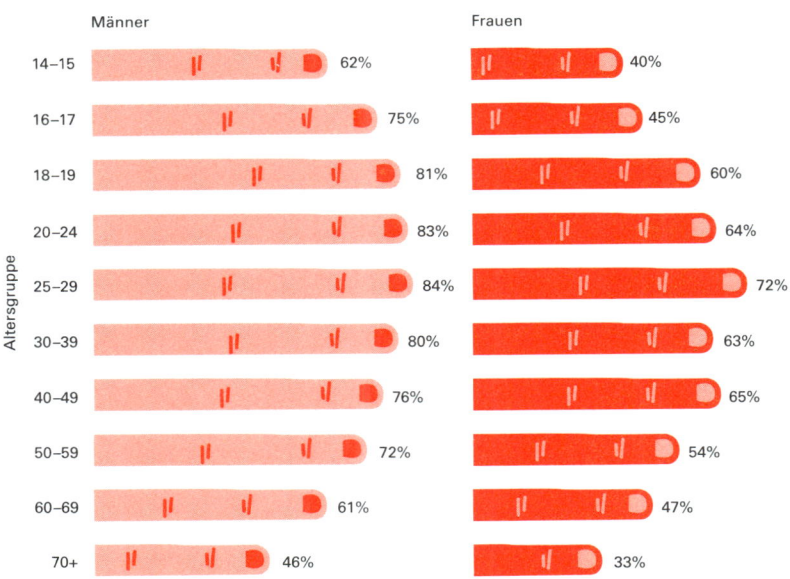

Abbildung 28 Alle, die sich nach eigenen Aussagen in den letzten 365 Tagen selbst befriedigt haben, aufgeschlüsselt nach Geschlecht und Altersgruppe.

Stattdessen fielen jedoch spätestens ab dem 18. Jahrhundert Masturbation und Selbstbefriedigung in Ungnade und waren bis in unsere Zeit hinein nicht gern gesehen. Damals wurden autosexuelle Praktiken mit dem äußerst negativ konnotierten *Onanismus* in Verbindung gebracht, benannt nach der biblischen Gestalt *Onan*. Dieser wurde wegen eines sogenannten *coitus interruptus* (also der höchst unsicheren »Verhütungsmethode«, den Geschlechtsverkehr bzw. die Penetration unmittelbar vor der Ejakulation abzubrechen) von Gott verdammt: Onan vergoss seinen Samen auf dem Boden, weil er keinen Nachkommen zeugen wollte. Zur Strafe musste er sterben. Das Streben nach fleischlicher Lust, ohne sich fortpflanzen zu wollen, wurde somit ab einem gewissen Punkt in unserer Geschichte zu etwas Falschem, Unreinem und schließlich auch zu einer angeblichen Quelle von Krankheiten gemacht.

Wie bei allen guten wissenschaftlichen Ammenmärchen gibt es immer jemanden, der sich besonders um die schlechte Propaganda bemüht. Ein eklatantes Beispiel hierfür war ein Traktat des Jahres 1712 mit dem schönen Titel *Onania*, der zunächst in London erschien, dann aber in ganz Europa verbreitet wurde, und voller Ratschläge war, wie man sich von den negativen Folgen dieser verabscheuungswürdigen Unart wieder reinwaschen könne, sofern man sich schon befleckt habe. Und ganz zufällig gehörten zu den empfohlenen Gegenmitteln Tinkturen und Pulver, die von der Drogerie eines der Autoren vertrieben wurden. Viele Experten jener Zeit zögerten keine Sekunde, sich diese haarsträubenden Gerüchte anzueignen, und von da an wuchsen die Schreckgespenster, die Mann und Frau von diesem furchterregenden Zeitvertreib abhalten sollten, ins Uferlose: drohende Impotenz oder Verwachsungen des Skeletts, eine Ansteckung mit Gonorrhö (auch bekannt als Tripper), epileptische Anfälle oder das Verkümmern der Leibeskräfte und nicht zuletzt Wahnsinn. Gewarnt wurde auch vor Pusteln, die den ganzen Körper bedecken konnten, und dem Ausfluss verschiedenster Körpersäfte aus sämtlichen Öffnungen. Unter diesen Voraussetzungen wundert es kaum, dass viele Masturbation auch heute noch mit Bangen betrachten oder als Tabu behandeln. Gibt es Grund zur Sorge? Wir können ganz beruhigt sein, denn all diese Dinge haben eines gemeinsam: die Tatsache, dass es keinen einzigen wissenschaftlichen Nachweis für einen kausalen Zusammenhang zwischen der angenehmen Ursache und den angeblichen horrenden Wirkungen gibt. Hier sind ein paar davon, die (teilweise) noch heute ihr Unwesen treiben.

Wenn du dich anfasst, wirst du blind

Wenn wir zählen, wie viele Personen masturbieren, und das mit der Anzahl blinder Menschen auf dem Planeten vergleichen, sehen wir schnell, dass es sich hierbei um eine gelinde gesagt absurde Vorstellung handelt. Nichtsdestotrotz ist das eine der am weitesten verbreiteten Selbstbefriedigungslegenden.

Wer masturbiert, kriegt Haare auf den Handflächen

Als ob der Kontakt mit Sperma dieselbe Wirkung auf die Haut haben könnte wie männliche Hormone auf den Bartwuchs oder das Brusthaar. Darauf wird später auch noch zurückzukommen sein: Die Mythen rund um diese Körperflüssigkeit kennen keine Grenzen.

Selbstbefriedigung macht den Penis krumm

Da müsste es sich schon um eine wirklich brutale Handhabung oder ein physisches Trauma handeln, um den Bruch des Organs herbeizuführen: ein sehr seltenes Ereignis, das jedoch – rein theoretisch – auch während der Penetration eintreten kann (Stichwort: Penisruptur). Und auch in diesem Unglücksfall lässt sich bei zeitnahem Eingreifen fast immer alles ohne langwierige Folgen oder Deformationen wieder ins Lot bringen. Es stimmt zwar, dass viele Männer keinen geometrisch geraden Penis haben, aber das hat rein gar nichts damit zu tun, was sie mit ihrem Organ anstellen.

Die Klitoris wird immer unempfindlicher

Auch die Vorstellung, die wiederholte Stimulierung dieses strategischen Punktes der weiblichen Lust könne ihn nach und nach »abnutzen« und das Erreichen des Orgasmus immer schwieriger machen, ist gänzlich an den Haaren herbeigezogen. Vielmehr ist das genaue Gegenteil der Fall: Je besser wir uns mit der Erregbarkeit unserer eigenen Genitalien auskennen, desto eher finden wir auch den Sex zu zweit befriedigend.

Es macht schwach und kränklich

Dieses Gerücht wird besonders gern zur Abschreckung der Männer verwendet und beruht auf der These, dass Sperma eine Art »Lebenssaft« darstellt und dass der relativ häufige Ausstoß der Samenflüssigkeit dem Körper lebenswichtige Substanzen und Energie entzieht. Wissenschaftler haben jedoch Testpersonen beobachtet, die viermal am Tag und häufiger masturbierten, und deren Gesundheitszustand verglichen mit dem von Probanden, die im Gegenteil sehr selten selbst Hand anlegten, und (erfreulicherweise) keine Unterschiede feststellen können.

IM GEGENTEIL, ES IST GESUND

Klinischer Forschung sei Dank können wir heute bestätigen, dass – mit Ausnahme einiger seltener Fälle von Abhängigkeit (die sich tatsächlich negativ auf die Lebensqualität auswirken könnte) – die Masturbation für ein Individuum nicht nur positiv ist, sondern geradezu notwendig, und zwar aus physischer, mentaler und sogar emotionaler Sicht. Zu den Vorzügen gehören mehr oder weniger auch all jene, die wir bereits in Kapitel 1 im Hinblick auf Sex ganz allgemein kennengelernt haben: Masturbation dient als Ablassventil für Stress, hilft dabei, die Muskulatur des Beckenbodens in Form zu halten, und stellt ein natürliches Schmerzmittel dar. Darüber hinaus eröffnet sie eine erstklassige Möglichkeit für ein gründlicheres Kennenlernen des Körpers und der erogenen Zonen, sowohl für einen selbst als auch in Bezug auf den Partner. Und nicht zuletzt erlaubt sie auch allen, die gerade allein sind, relativ nonchalant sämtliche sexuelle Spannung loszuwerden, die sich angestaut haben könnte.

Wahrscheinlich handelt es sich außerdem bei den Männern um eine evolutionsbedingte Strategie, die sicherstellen soll, bei der Paarung den qualitativ hochwertigsten Samen abzugeben. Gibt es nämlich keinen Anlass, neue Spermien herzustellen, können diese in der Folge degenerieren und mangelhafte Bestandteile aufweisen: beispielsweise einen Schwanz, der nicht stark genug für kräftige Schwimmbewegungen ist, oder einen deformierten Kopf, der keine Chance hat, in die Eizelle vorzudringen. Etwa eine Woche nach der Reifung fällt die Vitalität des Spermas dramatisch ab. Regelmäßiges Ejakulieren ist also nicht nur sehr angenehm, sondern ist auch eine gute Sicherheitsvorkehrung, um stets einen ausreichenden Vorrat an frischem Sperma bei sich zu haben. Einige vorliegende Studien untermauern darüber hinaus die These, dass die Zirkulation des Spermas in den an der Ejakulation beteiligten Leitern höchstwahrscheinlich das Immunsystem stärkt, während eine aktive Lubrikation der weiblichen Genitalien das Gewebe in der Vagina und im Gebärmutterhals frei von schädlichen Mikroorganismen hält.

Manche wollen uns weismachen, dass man in einer glücklichen Beziehung gar nicht mehr den Drang verspüren sollte, sich selbst zu befriedigen. Auch das ist falsch. Vielmehr eröffnet eine größere Vertrautheit mit unserem eigenen Intimbereich uns auch als Paar neue Wege der Lust und erhöht so de facto die Zufriedenheit beider Partner.

VIBRATION IN TAUSEND GESTALTEN

Sei es nun rein zum Vergnügen oder weil ein Therapeut es als Möglichkeit der Erkundung des eigenen Körpers empfohlen hat: Die Verwendung von Sexspielzeug, den sogenannten s*ex toys*, bei der Masturbation (allein oder mit dem Partner) ist weit verbreitet – und das Sortiment, aus dem wir wählen können, kennt keine Grenzen. Mit zu den meistverkauften überhaupt gehört der Vibrator: ein elektronisches Gerät (mit häufig phallischer Form), das Vibrationen erzeugt, die zur Stimulation genutzt werden. Nicht nur vaginal, anal oder am Penis: Es steht jedem frei, den Vibrator überall am Körper einzusetzen.

Wer hat schon einmal überlegt, sich einen zuzulegen? Nur als kleine Warnung vorweg: Betritt man mit dieser Kaufabsicht einen Sexshop, sieht man sich wahrscheinlich mit einer ganzen Wand voller Vibratoren konfrontiert. Und im Gegensatz zum Kauf neuer Jeans muss man hier nicht nur die richtige Größe erwischen und eine hübsche Farbe aussuchen. Man hat die Wahl zwischen Geräten aus den unterschiedlichsten Materialien, von weichem Silikon bis hin zu Elastomeren, von unflexiblem Plastik bis hin zum Borosilikatglas (bekannt als Pyrex oder Jenaer Glas bei Kochutensilien), aus Edelstahl oder sogar, als wahres Schmuckstück, aus Edelmetallen wie Silber und Gold. Und nicht nur das: Es fällt sofort auf, dass diese vibrierenden Maschinchen in allen möglichen Formen konstruiert werden. Um hier die richtige für die eigenen Wünsche zu finden, muss man sich fragen: »Was genau will ich stimulieren?« Im Nachfolgenden ein paar Möglichkeiten (ohne Anspruch auf Vollständigkeit, da die Möglichkeiten wirklich grenzenlos sind).

Vibro-Eier

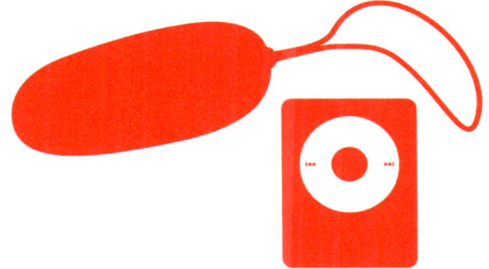

Das ist eine der kleinsten und diskretesten Spielereien. Man kann das Ei in die Vagina einführen oder auch einfach nur in den Slip stecken und anschließend per Fernbedienung in Bewegung versetzen (ja, man kann sich auch zu zweit damit vergnügen). Bei interner Anwendung kann es helfen, die Beckenbodenmuskulatur zu stärken, beispielsweise nach einer Geburt. Das kleine Bändchen dient dazu, das Ei nach Beendigung des »Spiels« wieder hervorzuholen.

G-Punkt-Vibratoren

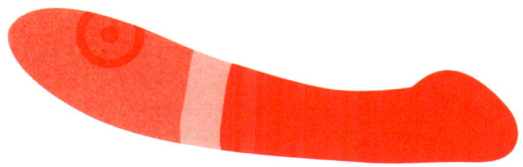

Die leicht geschwungene Silhouette und die etwas dickere oder abgeflachte Spitze sind extra entworfen, um, einmal eingeführt, das Zentrum der weiblichen Lust zu berühren. Schon vergessen wo es liegt? Vielleicht hilft ein Blick in den »Atlas« aus Kapitel 7.

Rabbit-Vibratoren

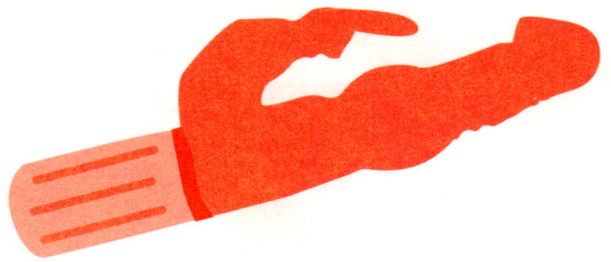

Die Fans von »Sex and the City« erinnern sich sicher an ihn, den wahren Protagonisten einer der beliebtesten Folgen der Serie. Ein Vibrator im *Rabbit*-Design (»Kaninchen«) ist darauf ausgelegt, einerseits in die Vagina eingeführt zu werden, um sie von innen zu stimulieren, während andererseits die »Öhrchen«, also der abstehende, schmalere Teil, draußen bleiben und zärtlich die Klitoris streicheln.

Wie du mir, so ich dir

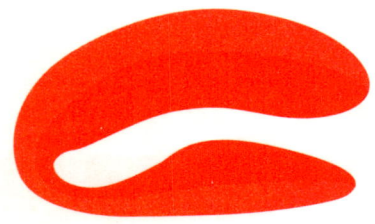

Sie führt den schmaleren Teil in die Scheide ein, während das dickere Ende sich auf die Klitoris legt. Das lässt dem Partner genug Raum zur Penetration, damit er auch in den Genuss eines Teils der Vibrationen kommt.

Der vibrierende Ring

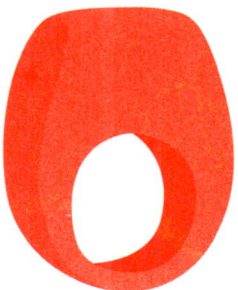

Eigentlich handelt es sich hierbei nicht um einen Vibrator im engeren Sinn, sondern um einen Angehörigen aus der Familie der *cock rings*, also der Penisringe. Er wird auf den Penis geschoben und hilft dabei, die Erektion aufrechtzuerhalten, während der Ring außerdem seine Vibrationen auf die Genitalien der Partnerin überträgt.

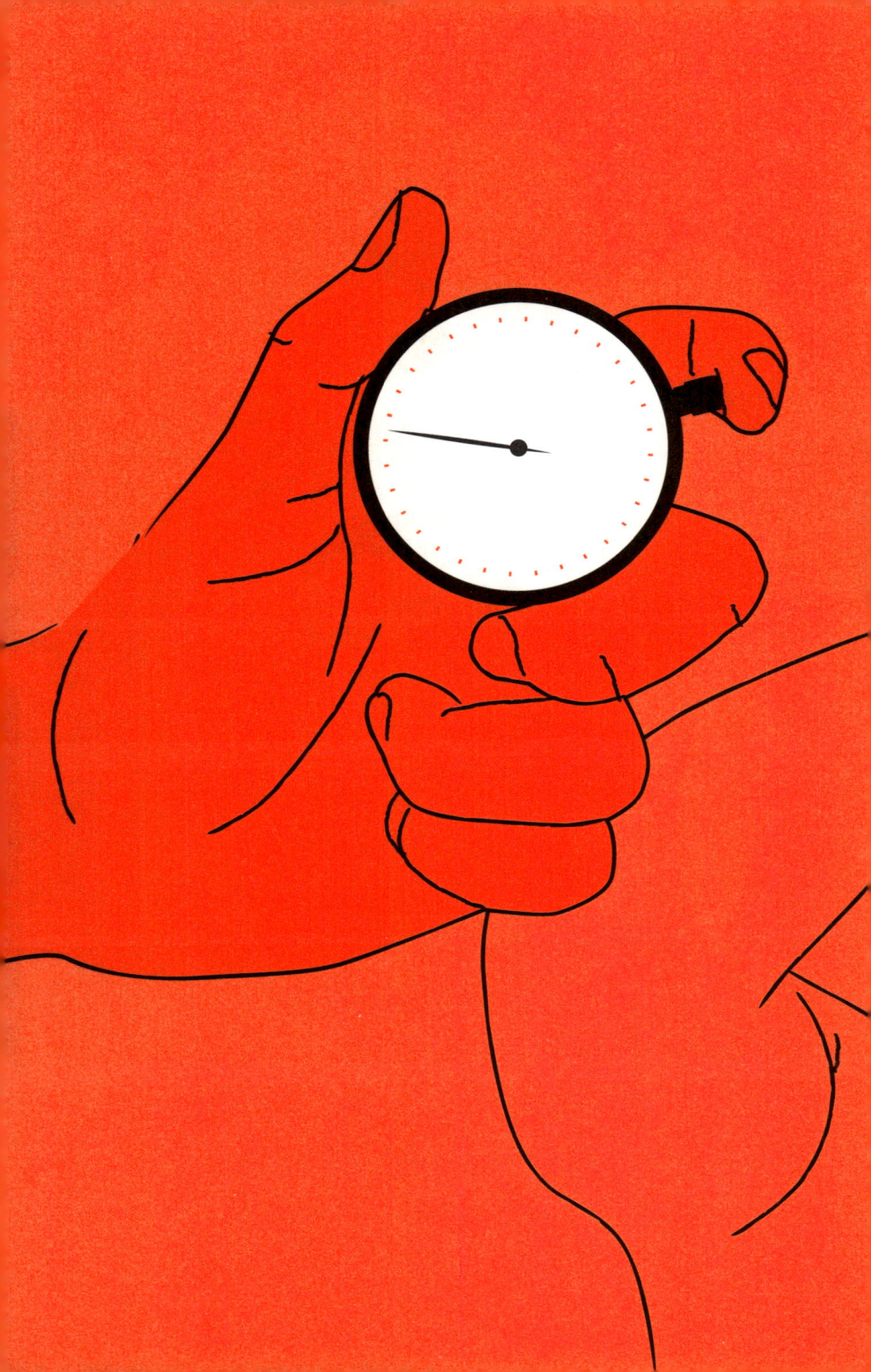

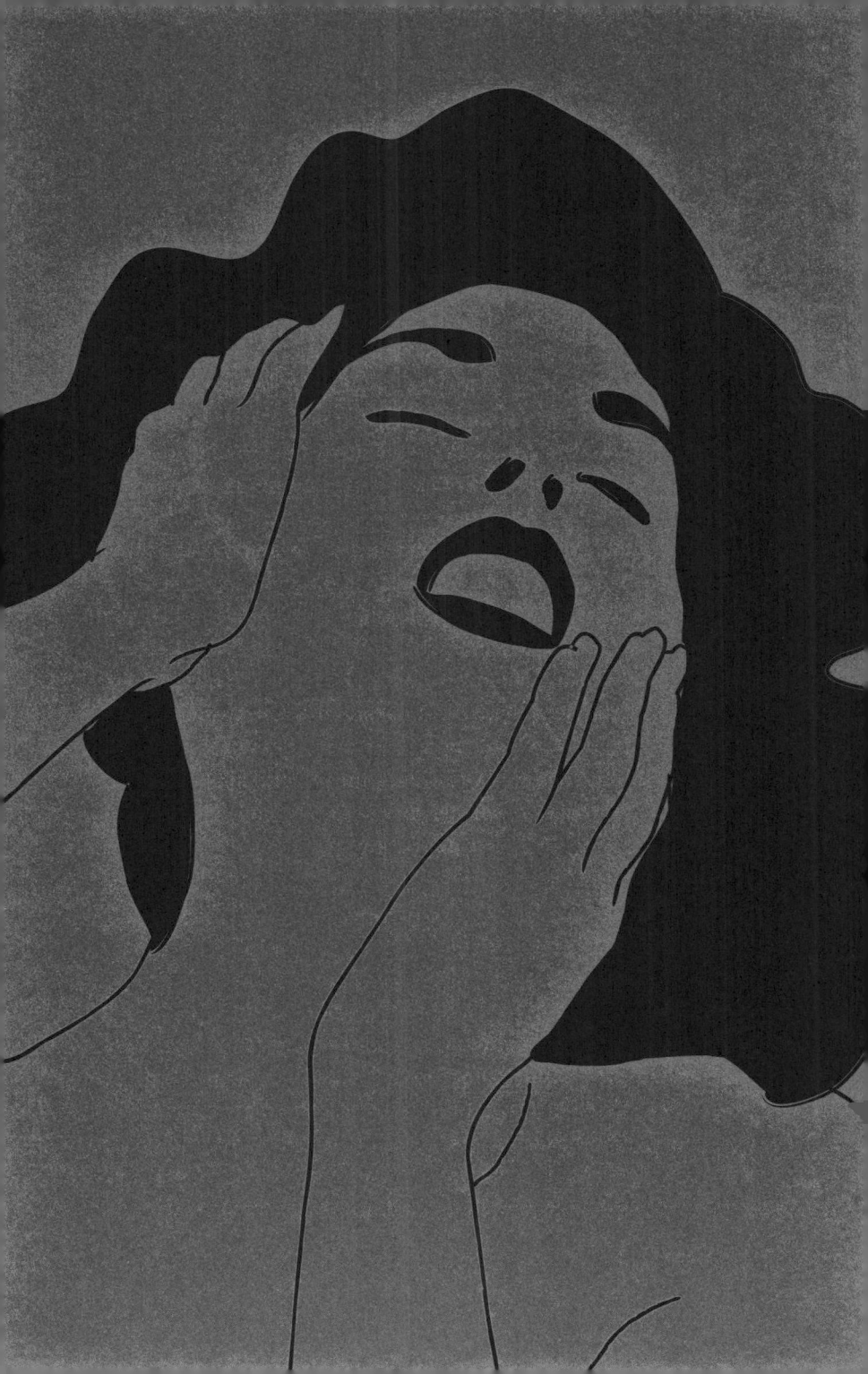

IM ORGASMUSUNTERRICHT

Eine Welle oder ein Stromschlag, die
durch den Körper fahren, dazu ein Gefühl tiefster Lust:
Wenn es eine Situation gibt, die dermaßen persönlich und
subjektiv ist, dass es für Wissenschaftler beinahe unmöglich wird, sie mit Fachbegriffen zu erfassen, dann ist das der
Orgasmus. »Der Zenit des sexualerotischen Erlebens« (John
Money). »Die explosive Entladung der neuromuskulären Span-
nungen auf der Höhe der sexuellen Reaktion« (Alfred Kinsey).
»Eine kurze Episode körperlicher Erleichterung mit Abnahme
der Vasokongestion und Muskelanspannung ausgelöst durch
sexuelle Stimuli« (Masters & Johnson). Im Laufe der Zeit sind
zahllose Definitionen gegeben worden, aber Fakt ist, dass
viele Details und Nuancen dieser kürzesten und gleichzeitig
intensivsten Phase der Sexualreaktion uns nach wie vor Rätsel
aufgeben. Auch heute noch herrscht in der Wissenschaft
kein Konsens zum Orgasmus. Im Folgenden ein paar
Eckpfeiler sowie die kuriosesten Neuigkeiten
aus der Forschung.

ORGASMUS, WAS IST DAS?

Wissenschaftlich betrachtet wird der *Orgasmus* definiert als die
Gesamtheit psychophysiologischer Ereignisse, die auf dem Höhepunkt der sexuellen Erregung auftreten: ein regelrechter Reflex,
der von der Stimulation der Genitalien oder anderen erogenen
Zonen, von erotischen Fantasien oder einer beliebigen Kombination all dieser Dinge ausgelöst wird. Er funktioniert in etwa so, als

würden wir bei der erregten Person auf die Reset-Taste drücken: Während des Orgasmus kehrt sich nämlich der Prozess um, der die gesteigerte Durchblutung der Genitalien bewirkt hat, die für Erregung typische Muskelanspannung lässt nach und unmittelbar nach dem Höhepunkt wird der Körper mehr oder weniger in seinen Ausgangszustand zurückversetzt.

Der Orgasmus nimmt bei Frauen und Männern gleichermaßen über eine Reihe von neuromuskulären Vorgängen Form an, die an das autonome Nervensystem gebunden sind. Als autonomes oder vegetatives Nervensystem bezeichnet man jenen Teil des Neuronennetzes, der die unwillkürlichen Reaktionen des Organismus regelt, wie etwa den Herzschlag, die Verdauung oder eben die sexuelle Erregung. Bei beiden Geschlechtern beschleunigt der Herzschlag auf ein Maximum und genauso die Atmung, die so schwer geht, als wäre man gerannt. Die Muskulatur im Schambereich (beim Mann besonders entlang des Penis, der Harnröhre, des Beckens und des Anus) neigt dazu, sich stoßweise rhythmisch zusammenzuziehen, unwillkürliche Bewegungen und Zuckungen können den Körper durchlaufen, es können einem stöhnende oder andere Geräusche entweichen und ganz allgemein erreicht das Glücksgefühl die höchste Intensität. Meistens ist das für den Mann auch der Zeitpunkt der Ejakulation, also des Ausstoßes des Spermas über die Harnröhre, und seine sexuelle Anspannung nimmt schnell ab und verschwindet. Bei der Frau lassen sich ebenfalls einige motorische Phänomene beobachten, insbesondere in den Tiefen der Vagina, an der Gebärmutterwand und in der Nähe des Anus, aber es kommt auch zur Ausscheidung von Sekreten, die wir in den nachfolgenden Kapiteln näher betrachten werden.

WAS IM GEHIRN ABLÄUFT

Das wird noch gar nicht so lange untersucht. Tatsächlich können die Wissenschaftler erst erforschen, was während dieser Phase der Sexualreaktion im Inneren unseres Schädels vor sich geht, seit es Diagnosemethoden wie die funktionale Magnetresonanztomografie und die Positronen-Emissions-Tomografie gibt (die sogenannte PET, eine Technik der Nuklearmedizin, mit deren Hilfe interne Prozesse des Organismus bildlich erfasst werden können). Dennoch gibt es derzeit noch einige experimentelle Hürden: beispielsweise die Verwendung von uneinheitlichen Stimulationsmethoden innerhalb der verschiedenen Forschergruppen oder die extreme Kürze des Orgasmus an sich, die für die Wissenschaftler ein nicht unerhebliches Problem darstellt.

All das soll nur zum Ausdruck bringen, dass wir noch nicht über eine Karte des Gehirns mit allen Arealen verfügen, die zusammenarbeiten, um die Empfindungen des Orgasmus zu produzieren. Dessen ungeachtet ist eine Sache inzwischen jedoch klar geworden: Im Gehirn existiert kein eigentliches »Hauptquartier« des Orgasmus. Was geschieht, ist vielmehr die Aktivierung einer Kombination der unterschiedlichsten Bereiche der Hirnrinde. Nach bisheriger Zählung sind es über dreißig.

Bekanntermaßen gibt es bedeutende Unterschiede zwischen Mann und Frau, was die Verarbeitung der haptischen Reize angeht, die zur Erregung führen, und folglich auch bezüglich der beteiligten Areale des somatosensorischen Cortex. Die Gebiete, die hingegen während des Orgasmus aktiviert (oder deaktiviert) werden, sind bei beiden Geschlechtern ungefähr dieselben. Um welche Bereiche geht es? Um einige Teile des Kleinhirns (Cerebellum), die aktiviert werden und wahrscheinlich für die emotionalen Komponenten des Orgasmus verantwortlich sind, aber auch um bestimmte Abschnitte des präfrontalen Cortex, in denen die Aktivität abnimmt; um die Amygdala, die ebenfalls ruhiger wird und die (insbesondere bei den Männern) wahrscheinlich die aggressiveren Instinkte ausbremst; schließlich um den Hypothalamus.

Diese Tatsache – also die praktisch nicht vorhandenen Unterschiede bei der Verarbeitung des Orgasmus im Gehirn – ist ziemlich faszinierend, wurde aber auch schon teilweise von einer Studie vorweggenommen, die man 1976 durchgeführt hat, als die modernen Techniken des *Neuroimaging* noch nicht existierten, und deren Ergebnisse in den »Archives of Sexual Behavior« veröffentlicht wurden. Hierbei befragten die Forscher 24 Frauen und 24 Männer und konzentrierten sich dabei insbesondere auf die Beschreibung ihrer Empfindungen während des Orgasmus. Diese Aussagen wurden einer »Jury« von 70 Experten vorgelegt – bestehend beispielsweise aus Hebammen, Gynäkologen und Psycholo-

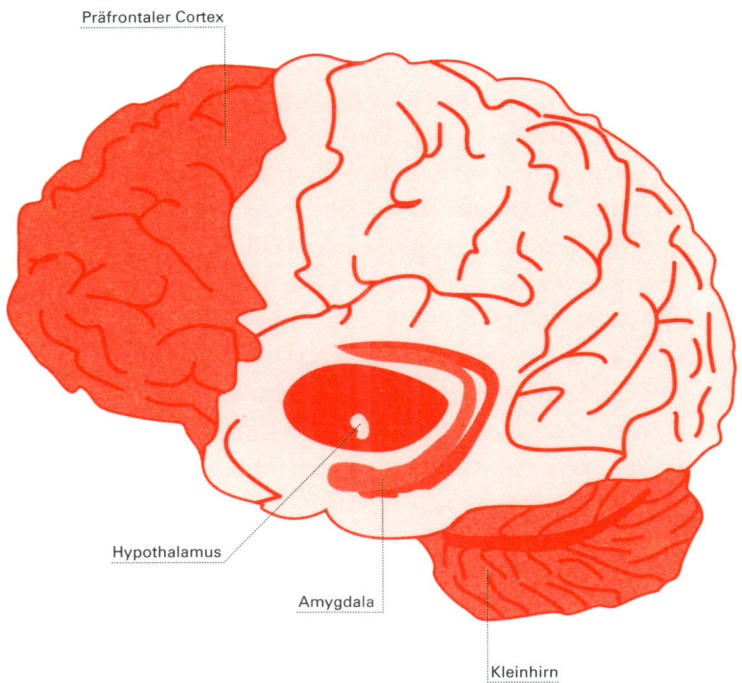

Präfrontaler Cortex

Hypothalamus

Amygdala

Kleinhirn

Abbildung 29 Einige Hirnareale, die während des Orgasmus aktiviert werden

gen –, und es stellte sich heraus, dass diese Fachleute nicht in der Lage waren, basierend auf den Antworten der Probanden deren jeweiliges Geschlecht zu ermitteln. Das legte natürlich den Schluss nahe, dass im Grunde die Empfindungen während des weiblichen Orgasmus weitestgehend mit denen des männlichen Orgasmus übereinstimmen.

KÖNNEN WIR FESTSTELLEN, OB DER ANDERE SCHUMMELT?

Ohne Umschweife: Nein, können wir nicht. Es gibt auch keine wissenschaftlichen Kniffe, mit denen wir im Eifer des Gefechts eine Stichprobe machen könnten, und nein, es gibt nicht einmal belastbare Daten dazu, welche empirischen Parameter wir beim Sex im Auge behalten könnten. Zumindest sofern wir uns nicht dazu durchringen, uns beim Liebesakt an einen Lügendetektor anzuschließen zu lassen, der das Gehirn unseres Partners beobachtet oder zumindest seinen Herzschlag aufzeichnet, um wenigstens den einen oder anderen Anhaltspunkt zu haben. Nicht nur das: Jeder von uns hat zumindest potenziell die Fähigkeit, nur so zu tun, wenn wir das unbedingt wollen.

Das hat jetzt wahrscheinlich nicht wenige erstaunt, vor allem im Hinblick auf den männlichen Orgasmus: »Männer ejakulieren doch!« Zunächst einmal ist das nicht zu 100 % richtig. Der Ausstoß von Sperma während des Orgasmus ist nicht für alle Personen männlichen Geschlechts ein obligatorischer Bestandteil des Vorgangs. Bei manchen Männern kommt es nicht dazu – aufgrund bestimmter Störungen. Darüber hinaus kann es recht schwierig sein, festzustellen, ob die Ejakulation tatsächlich erfolgt ist, vor allem bei Verwendung eines Kondoms, wenn nur sehr wenig Flüssigkeit austritt oder der Penis sich noch in der Vagina befindet. Gibt es hierzu Daten? Eine kanadische Studie, die 2016 in der Zeitschrift »Sexual and Relationship Therapy« veröffentlicht und an 230 jungen Männern zwischen 18 und 20 Jahren durchgeführt wurde, hat ergeben, dass gut 30 % der Befragten schon mindestens einmal den Orgasmus vorgetäuscht haben.

Frauen haben es noch leichter, so zu tun, als hätten sie den Höhepunkt erreicht, weil sie mit Bewegungen, Stöhnen und Keuchen spielen können. Laut mehreren Studien aus dem »Journal of Sex and Marital Therapy« haben fast zwei Drittel der Frauen in ihrem Leben schon einmal nur so getan, und eine von drei Frauen gibt an, jedem ihrer Geschlechtspartner mindestens einmal den Orgasmus nur vorgespielt zu haben.

Paradoxerweise lautet in diesem Zusammenhang die sinnvollere Frage: Wieso täuschen Menschen den Orgasmus überhaupt vor? Zumindest hierzu gibt es die eine oder andere statistische Information. Einige tun es aus Langeweile oder um allgemein den Liebesakt schneller zu Ende zu bringen. Der Großteil der bekennenden und mindestens einmaligen »Betrüger« hat jedoch angeben, es dem Partner zuliebe gemacht zu haben, um dessen Gefühle nicht zu verletzen. Sehr häufig handelt es sich also um eine Flunkerei zum guten Zweck, die nicht zwingend mit sexuellem Desinteresse, fehlender Attraktivität oder mangelndem Verlangen zusammenhängt, sondern »nur« (inwiefern dieses »nur« von Bedeutung ist, muss jeder Mensch und jedes Paar selbst entscheiden) um eine Frage der Aufrichtigkeit.

Die Gesichter des Orgasmus

Achten wir beim nächsten Mal darauf: Unser Gesichtsausdruck während des Orgasmus ist derselbe, den wir auch in der genau entgegengesetzten Situation zur Schau stellen, nämlich wenn wir uns irgendwo am Körper wehtun. Mit geöffnetem Mund und fast schon zur Fratze verzogenem, angespanntem Gesicht, oft mit geschlossenen Augen.

Für alle, die sich fragen, warum das so ist, hält die Wissenschaft unter anderem eine Theorie bereit, die keinen Geringeren

Wie lange brauchen wir?

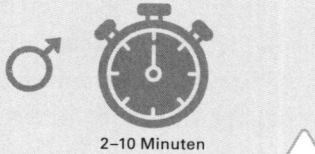 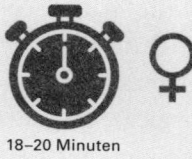

2–10 Minuten   18–20 Minuten

Es handelt sich hierbei um Durchschnittswerte, nicht allgemeingültige Zahlen: Je nach Alter, Alkoholkonsum oder Medikamenteneinnahme können diese Zeiten stark variieren. Besonders bei den Frauen fällt die Zeit beim Masturbieren deutlich kürzer aus und liegt zwischen drei und vier Minuten.

Wie lange dauert ein Orgasmus?

3–10 Sekunden   10–20 Sekunden

In diesem Fall unterscheidet sich die Spannbreite nicht so sehr von Person zu Person. Frauen haben generell länger anhaltende Orgasmen als Männer, bis zu 20 Sekunden. Die Dauer des Orgasmus neigt jedoch bei allen dazu, mit dem Alter abzunehmen.

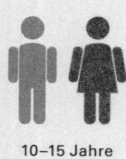

10–15 Jahre

Das ist das Alter, in denen den meisten von uns die angenehmen Empfindungen des Orgasmus bewusst werden. Tatsächlich ist das zuständige Netzwerk aus Neuronen schon in der frühesten Kindheit entwickelt, aber Jungen sind noch nicht zur Ejakulation in der Lage, weil ihr Testosteronspiegel zu niedrig ist.

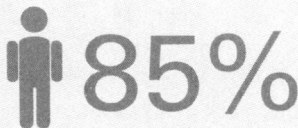85%

Anteil der Männer, der davon überzeugt ist, ihrer Partnerin während des letzten Liebesspiels einen Orgasmus beschert zu haben (gemäß der größten Umfrage in den Vereinigten Staaten).

Anteil der Frauen, der bestätigt, während des letzten Liebesspiels einen Orgasmus erlebt zu haben. Zumindest besagen das die Daten des *National Survey of Sexual Health and Behavior* (2010).

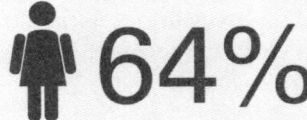64%

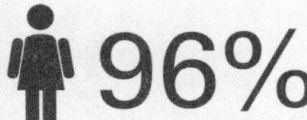96%

Anteil der Frauen, der laut der Studien von Alfred Kinsey bei der Selbstbefriedigung zum Orgasmus kommt.

Anteil der weiblichen Bevölkerung, der den Statistiken der Philosophin Elisabeth Lloyd zufolge beim Sex mit einer anderen Person jedes Mal einen Orgasmus hat (mit einer Mischung aus Penetration und manueller Stimulation).

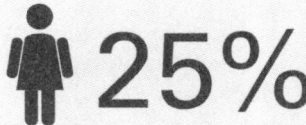25%

Abbildung 30 Der Orgasmus in Zahlen

dafür verantwortlich macht als ... das Gehirn. Anscheinend sind ein paar Areale unseres Gehirns und unseres Rückenmarks sowohl für den Höhepunkt unserer Lust als auch für Schmerzempfinden zuständig. Darunter befinden sich beispielsweise die Inselrinde und der vordere *Gyrus cinguli*: Beide Bereiche aktivieren sich beim Orgasmus, aber auch, wenn im Labor Schmerzreize ausgelöst werden.

Wieso unterscheiden sich dann die beiden Empfindungen so deutlich voneinander? Auf diese Frage gibt es noch keine Antwort. Möglicherweise ist ein bestimmter Abschnitt der Nervenbahnen zunächst in beiden Fällen beteiligt (nämlich der, der über unsere Mimik entscheidet), bevor die verschiedenen Signale ganz einfach getrennter Wege gehen und jeweils andere Nervenbündel aktivieren.

Zur Freude der Nachbarn

»Was stellen die bloß an, dass sie dermaßen stöhnt?« Eine Frage, die sich jeder schon einmal gestellt haben mag, dessen Nachbarn ein besonders lautstarkes Liebesleben pflegen. Vielleicht haben aber auch der eigene Partner oder die eigene Partnerin es sich nicht nehmen lassen, jede einzelne genüssliche Nuance der Lust in nicht gerade leise Töne zu fassen. Oder aber, die einfachste Variante, wir sind selbst der »Schreihals«. Allen Betroffenen sei jedenfalls gesagt, dass all das für die Wissenschaft nicht weiter verwunderlich ist. Zwar steckt die Forschung auf diesem Gebiet noch in den Kinderschuhen, aber die Experten haben schon einige Theorien dazu formuliert.

Zunächst einmal muss man festhalten, dass unser Stimmeinsatz beim Sex (und es sind vor allem Frauen, die dazu neigen) nicht nur dem Ausdruck unseres ungebändigten Genusses dient, sondern auch den Zweck erfüllt, dem jeweiligen Partner eine positive Rückmeldung zu geben oder sogar seine Erregung zu steigern. Psychologen der University of Central Lancashire in Großbritannien haben zu diesem Thema eine Studie in der Zeitschrift »Archives of Sexual Behavior« veröffentlicht. Ein nicht unerheblicher Anteil der befragten Frauen im Alter zwischen 18 und 40 Jahren stöhnt demnach nicht so sehr während des eigenen Orgasmus, sondern vielmehr wenn der des Partners sich anbahnt. Die Geräusche werden also hauptsächlich direkt vor und während der Ejakulation des Mannes ausgestoßen. Das legt nahe, dass wir unsere Stimme tatsächlich dazu nutzen, um dem Partner zu versichern, dass es uns gefällt, um ihn zu ermutigen und anzutreiben, und manchmal vielleicht auch, um die Sache zu beschleunigen. Darüber hinaus hat die Untersuchung es auch damit erklärt, dass die »Vokalisierung« das Selbstbewusstsein des Partners erhöht. Bei alldem spielt sicher auch die Konditionierung durch das Kino eine gewisse Rolle, vor allem aber durch die Pornografie, wo häufig der Einsatz der Stimme ausufert und entschieden unnatürliche Dimensionen annimmt.

Eine andere Untersuchung, die in derselben Zeitschrift veröffentlicht wurde, hat eine neue Korrelation entdeckt: In vielen Fällen wurde vermehrt gestöhnt, je bereiter die befragten Frauen waren, den Orgasmus vorzutäuschen, und je mehr sie ein mögliches Fremdgehen des Partners fürchteten. Es könnte also sein, dass so mancher die Laute der Lust als Mittel nutzt, um den Partner zufriedenzustellen und zu versuchen, ihn dadurch stärker an sich zu binden.

Wir dürfen aber auch nicht vergessen, dass wir – vor allem natürlich bei einem besonders leidenschaftlichen Stelldichein – unter tatkräftiger Mithilfe der Erregung durchaus auf die Hyperventilation zusteuern: Das Ausstoßen keuchender Geräusche könnte eine unmittelbare Folge unserer unkontrollierten Atmung sein. Schließlich haben einige Experten auch die Theorie geäußert, dass dieses (vornehmlich weibliche) Verhalten ein Erbe der Evolution darstellen könnte und vielleicht ursprünglich mit den Rufen zusammenhängt, die viele Tiere, darunter Primaten, auch heute noch einsetzen, um aufzufallen und auch über größere Entfernungen hinweg für einen möglichen Partner attraktiv zu erscheinen.

Sexkopfschmerzen

Da ist man vergnügt bei der Sache, steht vielleicht sogar kurz vor dem Orgasmus, und auf einmal dröhnt einem der Schädel, als würden Hammerschläge darauf niederprasseln. Das kann passieren: Man nennt dieses Phänomen Sexualkopfschmerzen. Sie können mit der fortschreitenden Erregung einsetzen und nach und nach anwachsen, bis sie im Augenblick des Orgasmus oder unmittelbar danach ihren eigenen schmerzvollen Höhepunkt erreichen. Am häufigsten trifft es Männer, aber auch Menschen, die im Allgemeinen anfällig für Migräne sind.

Der US-amerikanischen *National Headache Foundation* zufolge kann man zwei Typen von Kopfschmerz unterscheiden, die mit Sex zusammenhängen (Selbstbefriedigung eingeschlossen): den koitalen oder *präorgastischen Kopfschmerz*, der von der Anspannung der Kopfmuskulatur herrührt, und den *orgastischen Kopfschmerz*, dessen Ursprung rein vaskulär ist, also mit dem Blutkreislauf zusammenhängt. Bei der präorgastischen Variante können die Schmerzen bereits zu Beginn des Geschlechtsakts auftreten. Sie hängen hauptsächlich mit der Erweiterung der Blutgefäße im Gehirn zusammen sowie mit der Kontraktion der Muskelstränge im Hals- und Kieferbereich, die als Vorbereitung auf den Orgasmus erfolgt. In der Regel sind die Beschwerden erträglich und können mit einem handelsüblichen Schmerzmittel wie Ibuprofen oder Aspirin umgehend gelindert werden.

Im Fall des orgastischen Kopfschmerzes, der mit dem Orgasmus zusammenfällt, ist der Schmerz jedoch meist deutlich intensiver und im Schläfenbereich oder hinter den Augen verortet. Er kann zwischen wenigen Minuten und mehreren Stunden andauern. Allem Anschein nach hängt er mit dem Anstieg des Blutdrucks zusammen, der für diesen Teil des Geschlechtsakts typisch ist, was allerdings nichts mit der Heftigkeit und dem Rhythmus der Bewegungen an sich zu tun hat. Abhilfe können beispielsweise die sogenannten *Triptani* schaffen, Arzneimittel, die für die Migränebehandlung eingesetzt werden und die nachgewiesenermaßen die Dauer und die Stärke der Schmerzen mildern können. Außerdem können sie die Kopfschmerzattacke verhindern, wenn sie früh genug vor der sexuellen Aktivität eingenommen werden (mehr oder weniger eine halbe Stunde, bevor man loslegt). In der Mehrzahl der Fälle gibt es keinen Grund zur Sorge. Bei extremen Schmerzen oder regelmäßigem Auftreten tut man jedoch gut daran, sich einer ärztlichen Kontrolle zu unterziehen, um Kreislaufprobleme ausschließen zu können.

ALLE WEGE FÜHREN ZUM ORGASMUS

Nicht nur zwischen Ihm und Ihr und auch nicht ausschließlich bei der klassischen Penetration Penis–Vagina – zum Orgasmus kann man durch ein breites Spektrum an Alternativen gelangen: von der Masturbation über die Stimulierung besonders prickelnder Körperzonen bis hin zum Oralverkehr. Aber wie steht es um den Analsex? Wie kann man auf diesem Weg einen echten Orgasmus erreichen?

Ein klärendes Wort vorweg: Unter *Analsex* versteht man per definitionem nicht nur das Einführen des Penis in den Anus, sondern auch die Stimulierung mithilfe der Finger, anderer Körperteile oder auch mit Sexspielzeug. Jetzt aber zum Wesentlichen. Es ist möglich, durch diese Praktik äußerst intensive Lustgefühle zu empfinden und mitunter besonders starke Orgasmen zu erleben. Wo genau entstehen in diesem Bereich die angenehmen Empfindungen? Die Berührung des Anus, der Kontakt mit der Innenwand des Rektums (Mastdarms) und, beim Mann, die Stimulierung der Prostata (die gerade bei der Penetration durch die rückwärtige Körperöffnung leicht zu erreichen ist) regen wichtige Nervenfasern an, die die Sinnesreize an das Gehirn übertragen. Dabei handelt es sich jeweils um den Schamnerv (*Nervus pudendus*) bei der Weitung der Anusmuskeln, beziehungsweise um die Nerven des Beckenbodens und schließlich die hypogastrischen Nerven des Unterbauchgeflechts.

Der Mann kann auf analem Weg den Orgasmus erreichen, ohne dass der Penis stimuliert wird. Das gelingt insbesondere durch die

Massage der Prostata, was Aussagen zufolge, im Vergleich zur Stimulation des Penis, besonders lange und befriedigende Orgasmen bewirken kann. Die Merkmale dieser Art von Höhepunkt haben große Ähnlichkeit mit den Orgasmen, die Frauen bei der Stimulation des Gebärmutterhalses beschrieben haben. Vielleicht liegt das an einer vergleichbaren Innervation von Prostata (beim Mann) und Gebärmutter sowie Gebärmutterhals (bei der Frau), die in beiden Fällen über die Nerven des Unterbauchgeflechts erfolgt (auch wenn keine eindeutigen Versuchsdaten vorliegen, die das belegen könnten). Man kann die Prostatastimulation sogar von außen beginnen, indem man das Perineum (auch Damm genannt) streichelt oder massiert, den Abschnitt zwischen Hodensack und Anus.

Und der weibliche Analsex? Den Statistiken des *National Survey of Sexual Health and Behavior* zufolge praktizieren zahlreiche Frauen (in bestimmten Altersschichten zwischen 40 und 45 %) Analsex und genießen ihn auch, das heißt, dass sie ihren Angaben zufolge auf diese Weise zum Orgasmus gelangt sind. Eine nachvollziehbare Erklärung besagt beispielsweise, dass dabei auch der G-Punkt und der innenliegende Teil der Klitoris stimuliert werden. Ein anderer ebenso plausibler Ansatz der Experten zielt auf eine generellere Ebene ab und beruft sich auf die Tatsache, dass in jedem Fall diejenigen Frauen insgesamt leichter den Höhepunkt erreichen, die im Verlauf einer einzelnen »Sex-Sitzung« verschiedene Arten von Geschlechtsverkehr ausüben. Eine australische Studie im »Journal of Sex Research« hat eine Großzahl von Probanden befragt und ist dabei zum Ergebnis gekommen, dass wahrscheinlich nicht der Analsex an sich der Schlüssel zu dieser besonders intensiven Spielart des Orgasmus ist, sondern vielmehr eine größere Bereitschaft, Neues auszuprobieren, in Verbindung mit einem stärkeren Bewusstsein dafür, was einem ganz persönlich zum Orgasmus verhilft.

Analsex:
5 Dinge, die man wissen sollte

Heutzutage wird er viel häufiger praktiziert als noch in den 1990er Jahren, dennoch ist er in vielen kulturellen Kontexten (ein bisschen wie die Masturbation) noch immer ein Tabu. Im Folgenden eine Auswahl an Wissenswertem zum Thema Analsex.

1. Gleitmittel, und zwar immer
Man muss sich Zeit lassen und die Muskeln ausreichend entspannen, aber nicht nur das: Um diese Art des Verkehrs unkomplizierter, angenehmer und schmerzfreier zu gestalten, werden fast immer Substanzen benötigt, die das Eindringen und die Bewegungen des Penis einfacher machen. Denn die Wände von Anus und Rektum verfügen im Gegensatz zur Vagina über so gut wie keine eigene Sekretion und natürliche Lubrikation, und ihre Verkleidung ist empfindlicher. Daher Feuer frei, was Gels und andere (improvisierte) Mittel angeht, die die Reibung verringern (und die wir in einem späteren Kapitel genauer unter die Lupe nehmen werden): Spucke oder Leitungswasser reichen da nicht aus. Und ein letzter Tipp, der jedoch bei aller Geschlechtsakrobatik gilt: Wenn es für irgendeinen der Beteiligten unangenehm wird, macht man besser eine Pause.

2. Geschützt ist immer besser
Es ist wichtig, besonders bei Gelegenheitssex, sich zu schützen und ein Kondom zu verwenden, auch bei Analverkehr: Sämtliche Warnungen und Sicherheitsvorkehrungen, die wir von der vaginalen Penetration kennen, gelten auch hier, was den Schutz vor Mikroorganismen und insbesondere HIV betrifft. Bei der Wahl des Präservativs sollte man stets auf die robusteren, reißfesten setzen.

3. Analverkehr führt nicht zu »Hämorriden«
Die meist sehr schmerzhafte Entzündung dieser Gefäßpolster, korrekter Hämorrhoiden genannt, hängt im Allgemeinen mit einer Erhöhung des Drucks im Unterbauch zusammen: beispielsweise durch übermäßiges Pressen beim Stuhlgang, aufgrund des

Fötus während der Schwangerschaft oder auch bei stark übergewichtigen Personen. Alle diese Situationen sind fast schon
chronisch zu nennen oder bestehen zumindest über einen langen
Zeitraum hinweg und haben nichts mit der Weitung oder der
Penetration des Anus zu tun.

4. Vorsicht bei der Reihenfolge Anus–Vagina

Den Penis direkt nach einer analen Penetration in die Vagina ein-
zuführen kann für die Frau gefährlich sein. Denn auch bei der
Verwendung eines Kondoms werden die Bakterien des einen
Ortes an den anderen übertragen, wobei die Gefahr besteht, dass
Fäkalbakterien sich in einem Bereich ansiedeln und multiplizie-
ren, in dem sie nicht vorgesehen sind: Gemeint ist die feuchte,
warme und rundum gastfreundliche Innenwelt der Scheide, wo
sie äußerst unangenehme Infektionen verursachen können, die
mit Antibiotika bekämpft werden müssen. Man wechselt besser
das Kondom, wäscht sich gründlich oder vertauscht einfach die
Reihenfolge.

5. Analsex hat nichts mit Darmkrebs zu tun

Hierbei handelt es sich um ein bösartiges Gerücht, das auf Misstrauen und Vorurteilen gegenüber der Praktik basiert. Man beruft sich dabei häufig auf humane Papillomviren (kurz HPV, von
Human Papilloma Virus), einen Virenstamm, der teilweise mit
dem Auftreten bestimmter Tumore in Verbindung gebracht wird.
Auch wenn es plausibel klingt, dass durch Analverkehr, vor allem
durch ungeschützten, Mikrotraumen und Verletzungen im Gewebe entstehen können, aus denen sich wiederum ein Infektions-
risiko ergibt, lässt sich keine wirkliche Verbindung mit Krebs-
erkrankungen nachweisen. Das wäre in etwa so, als würde man
Vaginalverkehr als Hauptursache für Gebärmutterkrebs bezeichnen, wobei die eigentliche Gefahr von bestimmten Typen des
Virus ausgeht – und nichts mit der von uns bevorzugten Körperöffnung zu tun hat.

RUND UM DIE EJAKULATION

Woher kommt das Sperma? Welche Kräfte
schleudern es aus dem Körper heraus? Ist es wahr, dass
wir seinen Geschmack verbessern können, indem wir Ananas
essen? Und bei den Frauen: Was ist *Squirting* wirklich?
Ein ganzes Kapitel, das sich den Säften der Lust widmet,
und hier und da noch etwas zum Orgasmus ausführt
(weil es in dieser Sache nie genug Klarheit
geben kann).

WIE FUNKTIONIERT DIE
EJAKULATION?

Ein klärendes Wort vorneweg: Der Begriff *Ejakulation* ist nicht gleichbedeutend mit dem männlichen Orgasmus, auch wenn die beiden fast immer Hand in Hand gehen und die Begriffe manchmal (auch in wissenschaftlichen Texten) wie Synonyme verwendet werden. Das Verb *ejakulieren* kommt aus dem Lateinischen (eiaculari) und bedeutet in etwa »herauswerfen, herausschleudern«. Man bezeichnet damit den Ausstoß von Sperma (auch *Ejakulat* genannt) aus dem Penis (Samenerguss), über den letzten Abschnitt der Harnröhre. Ja, es schießt aus demselben kleinen Schlauch, aus dem auch der Urin kommt.

Doch nun zum Eigentlichen. Rein anatomisch beginnt die Ejakulation mit der Kontraktion der Samenleiter, der Prostata und der Samenbläschen infolge einer nervlichen Stimulation der Muskulatur des Nebenhodens (einem auf dem Hoden aufliegenden, kommaförmigen Gebilde, das die Spermien enthält und mit dem

Samenleiter verbunden ist). Auf diese Weise werden die Samenzellen und die von allen Beteiligten produzierten Substanzen in den abschließenden Teil der Harnröhre abgeleitet (gemeint ist die *pars spongiosa*, also der Abschnitt der Harnröhre, der im Penis verläuft). Diese erste Phase wird *Emission* genannt.

Sobald sich die Wände der Harnröhre ausdehnen, wird reflexartig eine ganze Reihe stoßweiser Kontraktionen ausgelöst, die in verschiedenen Teilen der Beckenbodenmuskulatur erfolgen. Insgesamt kann es sich dabei um drei bis zehn Stöße handeln, die jeweils zwischen 0,6 und einer Sekunde andauern und etwa alle 0,6 Sekunden erfolgen. Hieraus stammt der Schwung, mit dessen Hilfe das Ejakulat – also die Mischung von Stoffen aus den oben erwähnten Organen – den Körper verlässt. Das ist die eigentliche Ejakulationsphase, während derer das Sperma dank der perfekten Koordination aller beteiligten Muskeln in Richtung Harnröhrenausgang befördert wird (*Expulsion*). Zu diesen Muskeln gehören auch die verschiedenen Schließmuskeln (oder *Sphinkter*), wie beispielsweise der am Eingang zur Blase. Er verschließt sich im richtigen Augenblick und verhindert so, dass die Samenflüssigkeit die falsche Richtung einschlägt.

Wie viel Ejakulat wird ausgestoßen? Durchschnittlich zwischen zwei und sechs Milliliter (zum Vergleich: Parfümpröbchen enthalten etwa ein bis zwei Milliliter Duftessenz). In jedem Milliliter Sperma schwimmen zwischen 35 und 200 Millionen Spermien herum; unterhalb von 20 Millionen Spermien pro Milliliter werden die Chancen einer erfolgreichen Befruchtung langsam problematisch. Trotz dieser augenscheinlichen Menge machen die Spermien nur etwa 5 % des Ejakulatvolumens aus: Der Rest ist ein etwas zähflüssiges Fluid, das eine gewisse Ähnlichkeit mit gewöhnlichem Eiweiß aus einem Hühnerei zu haben scheint. Spermien sind nämlich von sogenanntem (Samen-)*Plasma* umgeben, einer Mischung verschiedenster Sekrete aus den umliegenden Drüsen. Den größten Anteil daran macht die Sekretflüssigkeit aus den Samenbläschen aus, die sehr reich an Fructose ist (die Hauptenergiequelle der Spermien) und Prostaglandine enthält (die beim

Koitus fördernd auf die Muskelkontraktion im Geschlechtstrakt der Frau wirken können). Darüber hinaus gleicht es mit seinem basischen pH-Wert (von ungefähr 7,5) den Säuregrad der Vagina perfekt aus (pH 3,5–5,5): Das ist nicht zu vernachlässigen, denn auch und gerade dank dieses Prozesses, an genau dieser Stelle, können die Spermien sich überhaupt bewegen. Die übrigen Bestandteile umfassen das Prostatasekret, das viel Calcium, Natrium, Zitronensäure, Magnesium, Zink und notwendige Enzyme enthält, sowie die Flüssigkeit der Bulbourethral- oder Cowper-Drüse, die man auch als Präejakulat oder Lusttropfen bezeichnet und um die es später noch gehen wird.

Nicht nur Physiologie und chemische Zusammensetzung der Ejakulation, sondern auch ihre Dynamik sind seit Jahrzehnten Untersuchungsgegenstand für die Wissenschaft. Allem Anschein nach hat kein Geringerer als Alfred Kinsey in seiner unstillbaren Neugier die erste Studie zusammengestellt, mit deren Hilfe die vom Sperma beim Austritt überwundene Distanz gemessen wer-

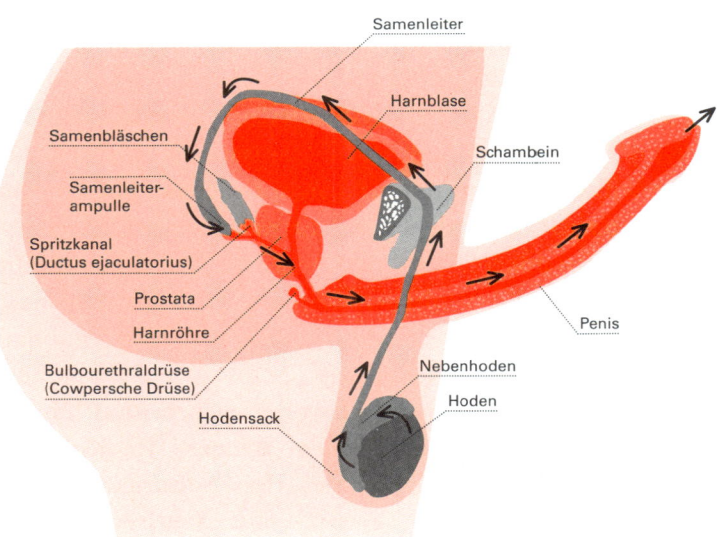

Abbildung 31 Der Weg des Spermas

den sollte. Man muss sich dafür ein paar Hundert Männer vor-stellen (Berichten zufolge etwa 300), die sich selbst befriedigen, damit jemand direkt nach der Ejakulation die Wurfweite ablesen und notieren kann. Den Rekord hält dabei, so wird gemunkelt, ein Herr, der es bis an die Zweieinhalb-Meter-Marke geschafft haben soll. Einige andere Kandidaten erreichten mit ihrer Flüssig-keit zwischen ein paar Zentimetern und höchstens einem halben Meter. Später haben auch Masters und Johnson bestätigt, dass ein Mensch maximal auf 30 bis 60 Zentimeter kommen kann. Für den Großteil der Probanden sah das Nachspiel ihres eifrigen Tuns jedoch ganz anders aus: In 75 % der Fälle quoll nämlich das Sperma einfach aus der Spitze des Penis, ganz ohne Fontäne.

SAG MIR, WAS DU ISST, UND ICH SAG DIR, WIE DU SCHMECKST

Zu salzig. Zu intensiv. Zu bitter. Heute gibt es zahllose Hausmit-tel, die die Samenflüssigkeit appetitlicher für unsere Geschmacks-knospen machen sollen.

Angeführt wird die Liste von Obst, allen voran Ananas, Kiwi, Grapefruit, Waldbeeren und Zitrone (mitsamt der jeweiligen Säf-te), was Volksweisheiten zufolge dem Sperma eine süßliche Note verleihen soll. Daneben stehen Sellerie und frische Petersilie, die den Geschmack angeblich etwas abmildern. Das Ganze garniert mit einem Hauch Zimt oder Muskatnuss, vielleicht noch etwas Minze, um dem Cocktail etwas Frische zu verleihen. Und natür-lich Wasser trinken, viel, viel Wasser.

Durchgefallen bei unseren Sperma-Sommeliers sind hingegen sämtliche Zutaten mit hartnäckigem Aroma, wie Knoblauch und Zwiebel, Fast Food wie Pommes frites, Softdrinks in Dosen, Sandwiches und allgemein Speisen voller Konservierungsstof-fe; aber auch Milchprodukte, rotes Fleisch, Wurstprodukte und nicht zuletzt großen Mengen an Kaffee, Zigaretten oder Alkohol.

Kurz gesagt also alle Nahrungsmittel (und Gewohnheiten), mit denen man es im Namen der Gesundheit ohnehin nicht übertreiben sollte. Einigen Aussagen zufolge gilt das auch für besonders aromatische Gemüsesorten, wie Broccoli oder Blumenkohl, oder Kandidaten, die sich auch schon im Urin bemerkbar machen, wie etwa Spargel.

Ist von alldem irgendetwas wissenschaftlich nachweisbar? Können wir wirklich den Geschmack von Sperma mithilfe der Einkaufsliste verändern? Beim Wühlen in der Fachliteratur ist kein einziger Artikel zum Thema aufgetaucht. Das ist, unter uns gesagt, eigentlich auch nicht weiter verwunderlich (und zwar nicht nur, wenn man sich den logistischen Ablauf der Experimente vorzustellen versucht): Wie soll eine Universität oder ein Forschungsinstitut Gelder für diesen Zweck auftreiben, der (trotz seiner möglichen Auswirkungen auf das Verhalten im Schlafzimmer) nicht wirklich etwas mit der Gesundheit ganz allgemein und dem sexuellen Wohlbefinden im engeren Sinn zu tun hat? Außerdem, geben die Experten zu bedenken, ist das Aroma unserer Körperflüssigkeiten eine höchst subjektive Angelegenheit, wie auch unser Geschmackssinn: Man denke nur an die gastronomischen Vorlieben unserer Freunde bei einem gemeinsamen Abendessen oder, globaler betrachtet, an die unterschiedlichen kulinarischen Traditionen der vielen Kulturen dieser Erde.

Natürlich kann keiner es verbieten, wenn man als Paar auf der Suche nach der perfekten Würze ein wenig herumprobiert. Wichtig ist nur, dass man sich nicht zu sehr beeinflussen lässt und sich nicht in eine unausgewogene Ernährung stürzt. Genauso wenig sollte man sich allzu viele Hoffnungen machen, da es, wie gesagt, keine Beweise für das Funktionieren dieser Methode gibt.

AUCH FRAUEN EJAKULIEREN – AUF IHRE ART

Es kommt zwar nicht bei allen vor, aber es ist erwiesen, dass manche Frauen zeitgleich mit dem Orgasmus geringe Mengen einer milchigen Flüssigkeit aus der Harnröhre ausstoßen, wie bei einer kleinen Ejakulation. Einige bestätigen, dass sie dabei die Laken unübersehbar durchnässen. Wir haben angefangen, dieses Phänomen als *Squirting* zu bezeichnen, wie es schon vor Jahren in der Welt der Pornografie getauft wurde, wo es als regelrechtes Geschenk aufgenommen wurde. In Wahrheit betrifft diese außergewöhnliche Feuchtigkeitsausschüttung beim Liebesakt, über die normale Lubrikation hinaus, viele Frauen und nicht nur die großen Pornostars. Wie auch schon beim G-Punkt ist das Thema in der Forschungswelt nach wie vor umstritten (und gehört gleichzeitig zu den begehrtesten Suchbegriffen auf den einschlägigen Pornoseiten).

Woher kommt dieses Ejakulat und wie setzt es sich zusammen? Den ersten Untersuchungen zufolge scheint es sich dabei tatsächlich um Urin zu handeln oder zumindest um eine Flüssigkeit, die aus der Blase stammt. Jüngere Studien (die noch immer keinen wirklich großen Kreis an Testpersonen zugrunde legen konnten) haben darin jedoch auch eine gewisse Menge an für die Prostata spezifischer saurer Phosphatase (kurz PAP, von engl. *prostatic acid phophatase*) festgestellt sowie andere Moleküle, die normalerweise in Sperma enthalten sind und aus der Prostata stammen. Bezüglich dieser mysteriösen Flüssigkeit herrscht also noch kein Konsens in der Wissenschaft. Der aktuell wahrscheinlichsten Theorie zufolge handelt es sich um eine Mischung aus Blasenflüssigkeit und Sekreten, die gewissermaßen das Gegenstück zu den Substanzen darstellen, die wiederum bei der männlichen Ejakulation von der Prostata ausgeschüttet werden. Der Ursprung dieser Sekretionen ist nach Meinung einiger Experten in den *Skene-Drüsen* (oder Paraurethral-Drüsen) zu suchen. Diese Drüsen befinden sich in der vorderen Scheidenwand, unmittelbar neben der Mündung der Harnröhre, und werden wegen Ähnlichkeiten im Gewebe häufig auch als *weibliche Prostata* (Prostata feminia) bezeichnet: Sind das vielleicht die geheimnisvollen Urheber des *Squirting*?

Es bleiben noch viele weitere Fragen offen: Wieso lässt sich das Phänomen nicht bei allen Frauen beobachten, sondern nur bei manchen? Oder auch: Welche physiologische Funktion verbirgt sich dahinter? Ein paar Fakten sind immerhin inzwischen klar geworden. Man kann ausschließen, dass es sich dabei um eine Form von Inkontinenz handelt, die mit der Erregung zusammenhängt, wie man lange Zeit angenommen hat. Und den vielen gegenteiligen Äußerungen zum Trotz, die einem immer wieder unterkommen, gibt es keine Methode, um sich beizubringen, wie man »squirtet«, genauso wenig existieren glaubhafte Wundertechniken, mit denen der jeweilige Partner die sagenumwobene Reaktion heraufbeschwören kann.

Hinzuzufügen wäre noch, dass, selbst wenn es eintritt, man sich kein derart spektakuläres Ereignis erhoffen sollte, wie man es in Pornovideos präsentiert bekommt: Es handelt sich nach wie vor um ungefähr fünf Milliliter Flüssigkeit, also mehr oder weniger einen Teelöffel voll (sieht man einmal von den vereinzelten Fällen ab, in denen etwa ein halbes Glas zusammengekommen sein soll). Was ist der Trick für den effektheischenden Erfolg vor laufender Kamera? Womöglich (aber das müsste man hinter den Kulissen in Erfahrung bringen) wird, kurz bevor jemand »Action!« ruft, ein gewisser Vorrat an Wasser an entsprechender Stelle eingeführt.

DIE GEHEIMNISSE
DES WEIBLICHEN ORGASMUS

Entsteht er aus der Vagina oder von der Klitoris? Oder aus beiden? Oder keiner von beiden? Die Physiologie des weiblichen Orgasmus (oder »der weiblichen Orgasmen«?) gehört in allen Sexualwissenschaften mit Sicherheit zu den Streitpunkten mit der größten Komplexität und den wenigsten Lösungen – und das schon seit mehreren Jahrzehnten.

William Masters und Virginia Johnson haben sich in den 1960er Jahren als Erste ernsthaft mit diesem Thema auseinandergesetzt. Basierend auf ihren eigenen Beobachtungen, vertraten sie die Ansicht, dass die physiologischen Prozesse der weiblichen Sexualreaktion während dieses Ereignisses immer dieselben seien, ganz gleich ob die Stimulation an der Klitoris oder in der Vagina erfolgt. Anders ausgedrückt, es gab ihnen zufolge keine unterschiedlichen Orgasmustypologien.

Shere Hite, eine leidenschaftliche Erforscherin der weiblichen Sexualität, kam ihrerseits einige Jahre später zu dem Schluss, dass es für (mindestens) 70 % der Frauen nur dann möglich sei, während der Penetration zum Höhepunkt zu kommen, wenn gleichzeitig auch ihre Klitoris auf irgendeine Weise stimuliert würde.

Was ist der heutige Stand? Zumindest bezüglich des klitoralen Orgasmus bestehen kaum mehr Zweifel, und es ist sogar erwiesen, dass es sich – wie schon von Hite vertreten – dabei für die Mehrheit der Frauen um die bevorzugte Methode handelt: Nicht umsonst ist die Klitoris das einzige Organ des menschlichen Körpers, dass keine andere (bekannte) Funktion hat, als Lust zu bereiten. Gleichzeitig sind manche Wissenschaftler der Meinung, dass die eine Strategie die andere nicht ausschließt: Erfolgt genauer gesagt gleichzeitig auch eine vaginale Stimulation, ergänzen sich deren Auswirkungen auf den Komplex der Lust. Dazu lässt sich noch die Berührung der übrigen »heißen« Körperzonen addieren: der Brüste, der Brustwarzen, des Anus. Die Wissenschaft hat darüber hinaus sogar (wenn auch nur in einem einzigen Fall) die Augenbrauen (!) als zusätzlichen Lustpunkt dokumentiert oder, bei manchen, den bloßen Gedanken an etwas Lustvolles, was wiederum die fundamentale Bedeutung des Verstands unterstreicht.

Das, worüber sich die Experten jedoch wirklich nicht einigen können, ist der vaginale Orgasmus. Gerade in der jüngsten Zeit ist die wissenschaftliche Literatur dahin gehend überarbeitet worden, um die offenen Fragen bezüglich der Existenz eines solchen Orgasmus auf den Punkt zu bringen, der ausschließlich von der Penetration der Vagina mit dem Penis – oder einem Finger oder einem Sexspielzeug – herrührt (was außerdem auch alle Überlegungen zum sagenumwobenen G-Punkt infrage stellen könnte). Während manche der Meinung sind, dass es sich beim vaginalen Orgasmus um nichts anderes handelt als eine Illusion, die während der Penetration durch Druck auf einen strategischen Punkt der Klitoris entsteht, gibt es auch gegenteilige Ansichten. Dazu gehört etwa das Team um Barry R. Komisaruk von der Rutgers University (eine der aktuell bekanntesten Forschergruppen zum Thema), das dagegenhält, dass eine solche »Illusionsthese« auf keinerlei wissenschaftlichen Belegen fußt.

In einem weiteren heiß diskutierten Forschungsbereich versucht man hingegen der physiologischen Ursache für die Existenz des weiblichen Orgasmus auf den Grund zu gehen, also seinem evolutionären Ursprung. Wo nämlich die Funktion der Muskelkontraktionen im Zusammenhang mit dem männlichen Orgasmus schon immer klar war (Ausstoß des Spermas über die Harnröhre), bestehen von Anfang an Fragen in Bezug auf das weibliche Äquivalent. Im Grunde genommen ist er rein biologisch für die Empfängnis nicht unbedingt notwendig, und es ist eine Tatsache, dass nicht alle Frauen in der Lage sind, ihn zu erreichen.

Und wenn es sich dabei bloß um ein Überbleibsel einer inzwischen überholten Funktion handelte? Dieser Meinung ist eine internationale Forschergruppe der Yale University und des Cincinnati Children's Hospital Medical Center. Wie kürzlich im »Journal of Experimental Zoology« berichtet, berufen sich die

Wissenschaftler darauf, dass in weniger entwickelten Säugetieren der Orgasmus die Funktion erfüllt, anhand eines regelrechten hormonellen Bombardements den Eisprung gleichzeitig mit dem Geschlechtsverkehr auszulösen, also nur dann, wenn die Anwesenheit eines Männchens der Spezies gewährleistet ist.

Interessanterweise spielt nämlich bei Kaninchen und Mäusen, als Beispiel, die sprunghafte Ausschüttung von Hormonen infolge des Orgasmus eine entscheidende Rolle für die Freisetzung der Eizelle aus den Eierstöcken des Tieres. Bei den Menschen und ganz allgemein bei den Primaten ist dieser Prozess hingegen verschwunden (vermutlich vor einigen Millionen Jahren) und durch den spontanen Eisprung ersetzt worden, also dem Vorgang, der uns wohlbekannt ist und mehr oder weniger einmal im Monat erfolgt, unabhängig von einer eventuellen Paarung. Den Forschern zufolge könnte diese Veränderung auch dafür verantwortlich sein, dass selbst die Anatomie der weiblichen Genitalien bei den primitiveren Arten anders ausfällt: Bei den bereits erwähnten Kaninchen befindet sich die Klitoris deutlich im Inneren der Vagina, wo die Stimulation während der Paarung zumindest stark begünstigt ist; bei uns Menschen ist sie hingegen etwas von der Scheidenöffnung entfernt und muss weder stimuliert werden noch unbedingt einen Orgasmus auslösen, damit die Paarung erfolgreich verläuft. Sollten wir also hoffen, dass die Evolution hier haltmacht? Das kann nur die Wissenschaft beurteilen.

WENN DER ORGASMUS FEHLT: ANORGASMIE

Zu Beginn des vergangenen Jahrzehnts wurde die *Global Study of Sexual Attitudes and Behaviors* durchgeführt, eine Umfrage unter 27 500 Personen im Alter zwischen 40 und 80 Jahren in 29 verschiedenen Ländern der Welt. Ihr zufolge leiden 28 % der Männer und 39 % der Frauen unter (zumindest) einer Sexualstörung.

Am weitesten verbreitet in der männlichen Bevölkerung sind die vorzeitige Ejakulation (14 %) und Probleme, eine Erektion zu bekommen oder aufrechtzuerhalten (10 %); bei den Damen sind es Störungen der Lust und der Erregbarkeit (21 %), ausbleibende Lubrikation (16 %) und die Unfähigkeit, zum Orgasmus zu kommen (16 %).

In letzterem Fall, wenn also trotz großzügiger Stimulation der Orgasmus zur *mission impossible* wird und das zu einem belastenden Zustand führt, verwenden Mediziner den Begriff *Anorgasmie*. Obwohl das häufig vernachlässigt wird, kann diese Störung auch Männer betreffen. Man darf sie jedoch nicht mit einem Mangel an Lustempfinden verwechseln: Anorgasmie bezieht sich nämlich einzig und allein auf diese konkrete Phase der Sexualreaktion.

Anorgasmie kann verschiedene Formen annehmen.

- *Primäre Anorgasmie* liegt vor, wenn man noch nie in seinem Leben einen Orgasmus erlebt hat.

- Von *sekundärer Anorgasmie* ist die Rede, wenn sie in einer späteren Phase auftritt, nach Monaten oder Jahren störungsfreier sexueller Aktivität.

- Bei *situativer Anorgasmie* ist man nur unter bestimmten Umständen in der Lage, zum Orgasmus zu kommen, also etwa durch Oralsex oder Masturbation, aber nicht durch Penetration.

Zu den Gründen können die Auswirkungen bestimmter Medikamente zählen (etwa Antidepressiva oder Antihistaminika), aber auch ein hormonelles Ungleichgewicht (vor allem während der Wechseljahre) oder bereits bestehende Erkrankungen wie Diabetes, multiple Sklerose, Verletzungen der Nervenfasern im Beckenbereich und am Rückenmark, oder Drogenmissbrauch (in erster Linie von Heroin) sowie übermäßiger Konsum von Alkohol oder Tabak. Das ist jedoch nicht alles: Stress und Angstzustände können ebenso eine große Rolle spielen wie Traumata (beispielsweise sexueller Missbrauch), eine gestörte Wahrnehmung des eigenen Körpers oder extreme Scham- bzw. Schuldgefühle. Insbesondere die situative Anorgasmie kann auftreten, wenn der Partner es besonders eilig hat oder unter vorzeitiger Ejakulation leidet und vielleicht seiner Partnerin nicht genügend Zeit und Aufmerksamkeit schenkt, um sich schrittweise dem Höhepunkt der Lust anzunähern.

Nach Expertenmeinung sind die Fälle extrem selten, in denen man aus rein anatomischen Gründen zum Scheitern verurteilt ist: Glücklicherweise ist es für die überwältigende Mehrheit der Patientinnen möglich, wirkungsvolle Therapien zu entwickeln.

Heiße Träume

Es kommt vor, dass man aus dem Schlaf erwacht und sich mitten im Orgasmus befindet oder kurz davor – und keine Sorge, das hat alles seine Richtigkeit. Aus Kinseys Umfragen ergibt sich, dass das mehr als 80 % der Männer und fast 40 % der Frauen mindestens einmal im Leben erleben. Diese »feuchten Träume« (im Englischen *wet dreams*) treten vor allem während der Pubertät häufiger auf, wo es bekanntlich zu einer regelrechten Explosion der Hormone kommt, aber die glücklicheren unter uns erleben sie auch im Erwachsenenalter regelmäßig.

Untersuchungen zu diesem Phänomen halten sich in Grenzen: Erst ungefähr seit den 1960er Jahren widmet die Wissenschaft der Erregung und dem Orgasmus während des Schlafs größere Aufmerksamkeit. Ausgehend natürlich von der männlichen Erfahrung, die leichter zu erkennen und zu beobachten ist als die weibliche, bei der Körperfunktionen gemessen werden müssen, wie etwa der Blutfluss zu den Genitalien (und nicht nur, ob sich irgendetwas unter den Laken regt).

Dennoch wurden dabei einige faszinierende Entdeckungen gemacht. Ausgehend von der Beobachtung, dass selbst Personen mit Rückenmarksverletzungen und ohne Gefühl in der unteren Körperhälfte sich an Orgasmen dieser Art erinnern konnten, ergab sich, dass sie nicht unbedingt an eine physische Stimulation der Genitalien gekoppelt sein müssen, sondern ihren Ursprung womöglich direkt im Gehirn haben könnten. Es scheint, als würde das alles während der sogenannten REM-Phase (von englisch

Rapid Eye Movement) ablaufen, also dem Schlafintervall, in dem wir träumen.

Weshalb kommt es zu diesen spontanen Orgasmen? Ehrlich gesagt wissen wir das nicht. Einer der interessanteren Hypothesen zufolge handelt es sich dabei vielleicht um einen Kniff unseres Körpers, um für eine hohe Sauerstoffversorgung im Gewebe unserer Genitalien zu sorgen, damit diese so lang wie möglich gesund und fit bleiben. Sollte sich diese Theorie bewahrheiten, könnte das einen vorzüglichen Vorwand darstellen, etwas früher ins Bett zu gehen.

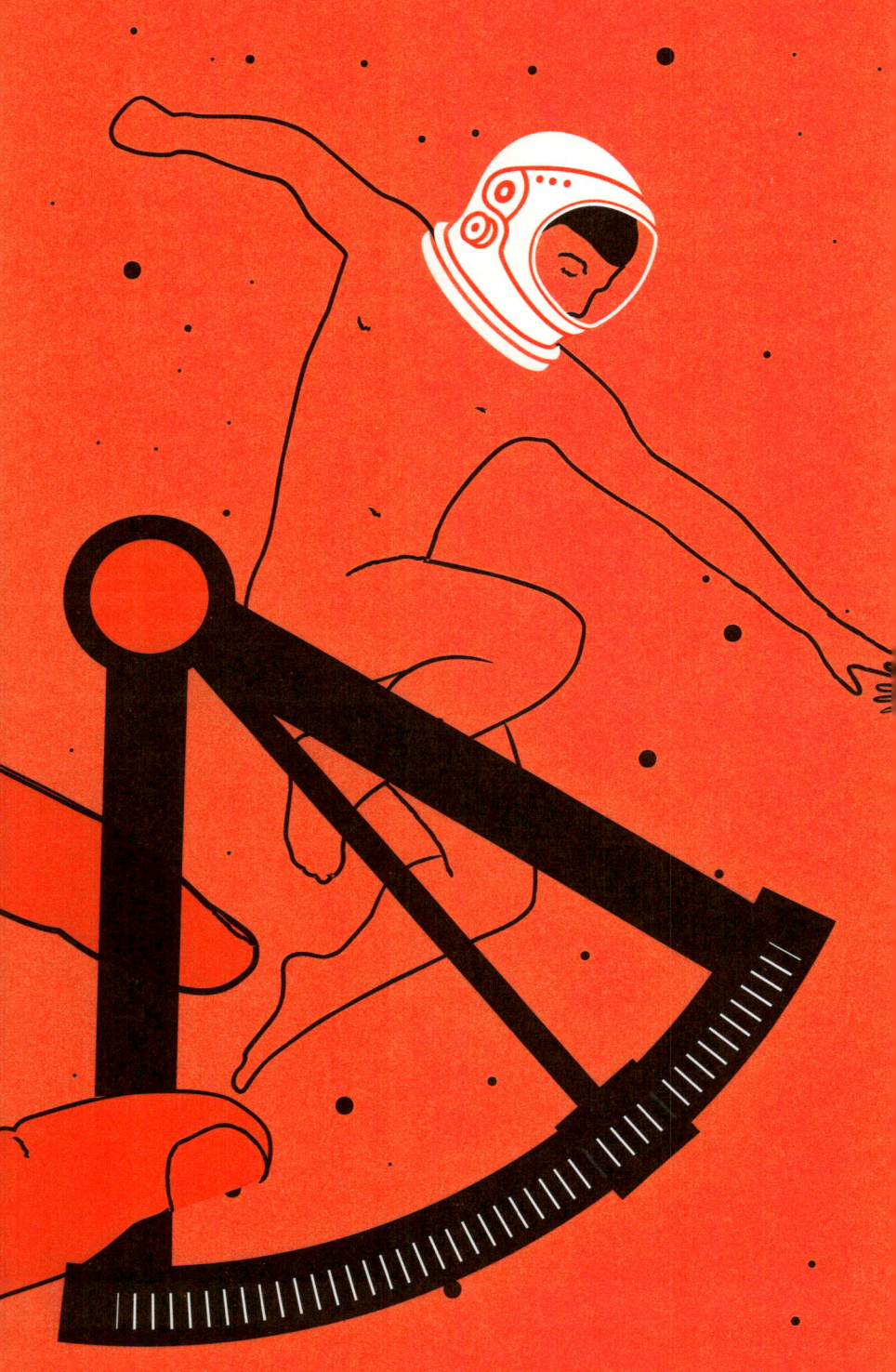

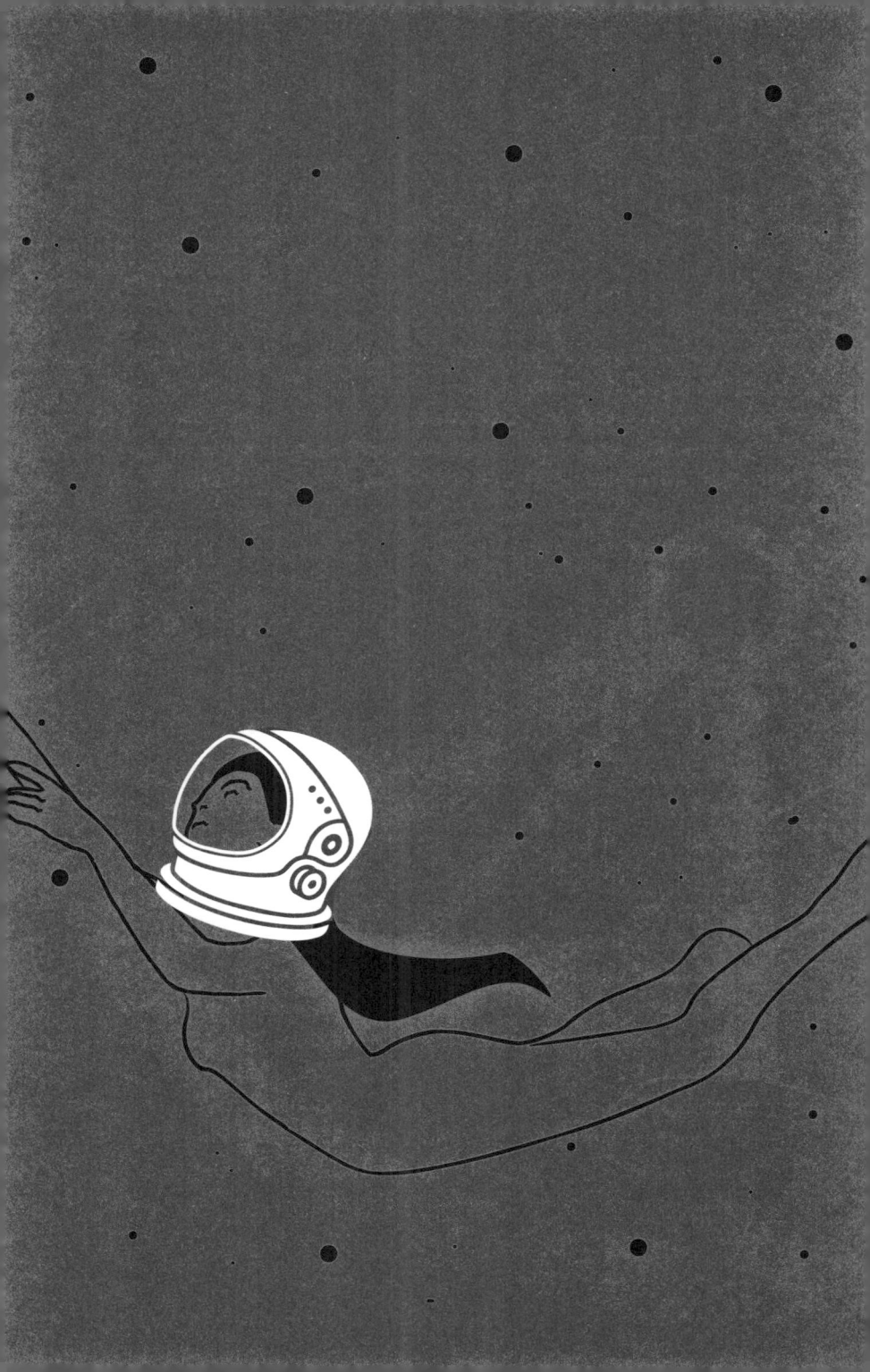

SOS!
CHEMISCHE RETTUNG NAHT

Von den Wissenschaftlern, die mit Molekülen hantieren, um der Erektion auf die Sprünge zu helfen, und denen, die auf der Jagd nach dem perfekten Gleitmittel allerhand Mischungen anrühren: Hier ist eine Übersicht über die Fortschritte der Chemie, die zu Innovationen beim Sex geführt haben.

WENN DIE PHARMAZEUTISCHE CHEMIE SICH DER ERREGUNG ANNIMMT

Die Geschichte der »blaue Pille«

Wir schreiben den 27. März 1998: Die *Food and Drug Administration* (kurz FDA, die US-amerikanische Behörde, die darüber entscheidet, ob ein neues Medikament in Umlauf gebracht werden darf oder nicht) erkennt Viagra als das erste orale Therapeutikum gegen erektile Dysfunktion – Erektionsstörungen – an. Doch bevor es dazu kam, hielt das Pharmakon so einige Überraschungen für die Wissenschaftler bereit.

Man muss sich nur vor Augen führen, dass sein Wirkstoff Sidenafil (oder besser: Sidenafil-Citrat) in den achtziger Jahren zu einem ganz anderen Zweck in einem Labor synthetisiert wurde: zur Behandlung von Bluthochdruck und Angina Pectoris, zwei weitverbreiteten Kreislauferkrankungen. Während der klinischen Tests wurde jedoch schnell klar, dass aufgrund einer der Nebenwirkungen die Anwendung von Sidenafil alles andere als diskret ausfallen würde: Anstatt ihre Angina Pectoris zu heilen, verschaffte die Pille den Probanden auf sehr wirkungsvolle Weise lang anhaltende Erektionen. Von da an wurde ein neuer therapeutischer Kurs eingeschlagen, der Viagra zu einem der berühmtesten Medikamente der Welt machte.

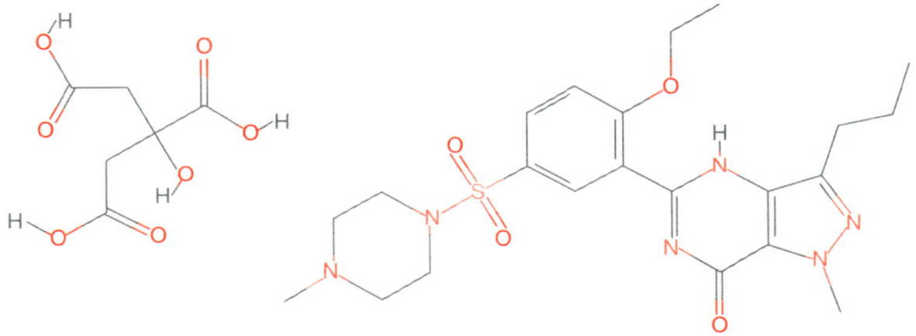

Abbildung 32 Das ist die chemische Formel von Sidenafil-Citrat, dem Wirkstoff von Viagra. Die grauen »Winkel« stellen Kohlenstoffatome dar, während die Buchstaben für Wasserstoff (H), Stickstoff (N), Sauerstoff (O) und Schwefel (S) stehen.

Frauen und der Placebo-Effekt

Experten sind einhellig der Meinung, dass ausgerechnet die Entdeckung von Viagra als Mittel gegen Erektionsstörungen zum Ende der neunziger Jahre hin im Bereich der Forschung auch die Suche nach Lösungen für Probleme im Zusammenhang mit weiblicher Erregung weitergebracht hat. Vielleicht hilft Viagra ja auch in diesem Fall? Tatsächlich wurden einige Tests durchgeführt, deren Ergebnisse jedoch nicht wirklich zufriedenstellend waren: Entgegen weitverbreiteter Ansichten wirkt sich das Medikament in der Tat auf den Blutfluss aus, aber es hilft nicht, Begierde zu wecken oder die Libido anzustacheln, hat also mit dem eigentlichen Erregungsprozess nichts zu tun. Vom Orgasmus ganz zu schweigen.

Ein kleiner Test an der University of Texas in Austin hat allerdings ergeben, dass Pharmaka gegen erektile Dysfunktion einen deutlichen Placebo-Effekt bei Frauen auslösen können. Was ist damit gemeint? Den Probandinnen in einer klinischen Studie zur Wirkung von neuen Mitteln gegen sexuelle Störungen wurden (anstelle der Medikamente) Zuckerpillen verabreicht – und nach ein paar Wochen vermeldeten einige von ihnen, dass sich dieser spezielle Bereich ihres Lebens merklich verbessert hätte. Das war eine wertvolle Information für die Wissenschaftler, die mehr über die Erregungsmechanismen der Frau herausfinden wollten.

Was ist »rosa Viagra« (nicht)?

Zu den von Wissenschaftlern getesteten Stoffen, um gegen Erregungsstörungen bei Frauen vorzugehen, gehören Hormone: zum Beispiel Testosteron, das bei Männern eine Schlüsselrolle für das sexuelle Wohlbefinden spielt, oder Östrogene, die der Scheidenwand Spannkraft und Elastizität verleihen sowie die Lubrikation fördern können. Es handelt sich bei den Stoffen jedoch um Hilfsmittel, die nur in einem geringen Prozentsatz der Fälle Wirkung gezeigt haben.

Das erste von der FDA (2015 und nur in den Vereinigten Staaten) zugelassene Medikament gegen weibliche Luststörungen heißt Addyi. In der Öffentlichkeit wurde es von Anfang an als »rosa Viagra« oder »Viagra für Frauen« bezeichnet, aber sein Wirkstoff Flibanserin hat rein gar nichts mit Sidenafil und Viagra gemeinsam. Ursprünglich als Antidepressivum entwickelt (wo es jedoch nicht die erhoffte Wirkung gezeigt hat), zielt Flibanserin nicht darauf ab, unmittelbar die sexuelle Leistung zu fördern. Es soll vielmehr das sexuelle Verlangen steigern, weshalb es seine Wirkung nicht in den Genitalien entfaltet, sondern im Gehirn. Genauer gesagt beeinflusst es die Rezeptoren für Dopamin und Serotonin und somit die Hirnregionen, die mit sexuellem Verlangen zusammenhängen.

Im Gegensatz zur berühmt-berüchtigten »blauen Pille« nimmt man es nicht kurz vor dem Sex ein, sondern jeden Abend vor dem Zubettgehen, und zwar über mehrere Wochen, um so einen anhaltenden Effekt zu gewährleisten und nicht bloß eine vorübergehende Veränderung. Allerdings ist die Wirkung wohl eher bescheiden, besagen neuere Studien, vor allem verglichen mit den alles andere als unerheblichen Nebenwirkungen, die es notwendig machen, sich bei Einnahme der sympathischen »rosa Pille« regelmäßig von einem Arzt untersuchen zu lassen. Aus diesem Grund sind Anwendung und Zulassung bis heute umstritten.

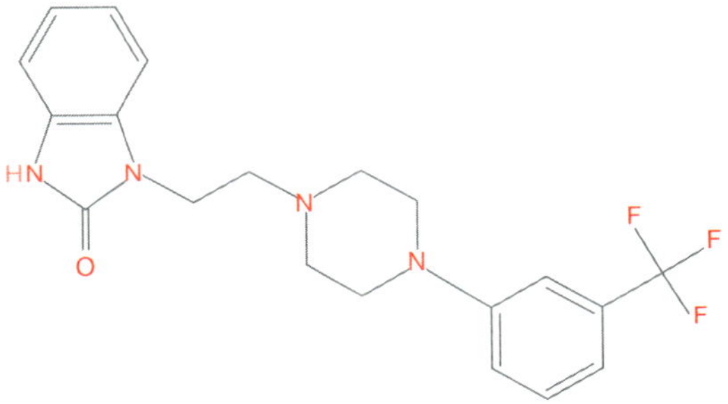

Abbildung 33 Hier die zweidimensionale Darstellung von Flibanserin, dem Wirkstoff von »rosa Viagra«. Der Buchstabe F steht für Fluoratome.

Macht die Antibabypille wirklich dick?

»Ich habe fünf Kilo zugelegt, und Schuld ist nur die Pille«: Sätze wie diesen hat jeder wohl schon einmal gehört. Es ist eine weitverbreitete Ansicht, dass orale Medikamente zur Empfängnisverhütung sowie das Hormonpflaster für die Haut zu einer Gewichtszunahme führen. Manchmal geht die Angst davor so weit, dass ganz auf ihre Anwendung verzichtet wird, obwohl sie mit einem Wirkungsgrad von über 99 % faktisch die sichersten Methoden darstellen.

Es handelt sich dabei jedoch um eine weitestgehend unbegründete Befürchtung. Die bisher umfassendsten Daten zu dieser Frage sind 2013 von der *Cochrane Collaboration* veröffentlicht worden, einer unabhängigen Arbeitsgruppe, die sich der kritischen Bewertung der Gesundheitsversorgung verschrieben hat. Diese Untersuchung – die eine Überprüfung von sage und schreibe 49 klinischen Studien darstellt, in denen die Wirkung von Dutzenden oraler Verhütungsmittel, Hormonpflaster und einiger Placebos verglichen wurde – konnte keine wesentlichen Unterschiede bei der Gewichtsveränderung von Frauen feststellen, die solche Mittel einnehmen, verglichen mit Frauen, die das nicht tun.

Aber woher stammt dann diese Sorge? Wohl von den frühen Zusammensetzungen dieser Medikamente, in denen der Gehalt an Östrogenen und Progestinen (Hormonen, die, sobald sie in den Kreislauf gelangen, den Eisprung verhindern) viel höher war als heute und die viel stärkere Nebenwirkungen haben konnten, darunter eben auch eine mögliche Gewichtszunahme.

Das schließt natürlich nicht aus, dass auch moderne »Pillen«, aufgrund eines erhöhten Natriumspiegels, zu einer stärkeren Wassereinlagerung führen können, verbunden mit einem Spannungsgefühl in der Brust und einem leichten Anschwellen von Hüfte und Schenkeln: In der überwältigenden Mehrheit der Fälle hält sich die Auswirkung auf das Gewicht jedoch sehr in Grenzen und ist im Allgemeinen auf die ersten Wochen nach Beginn der Einnahme beschränkt.

FORMELN HAUTNAH

Gleitmittel für jeden Geschmack

Unser Organismus verfügt über einige natürliche »Gleitmittelspender«, die nur bei Bedarf aktiv werden. Man denke an die Scheidenflüssigkeit (aus Kapitel 7), aber auch an das Sekret der Cowper-Drüse, das während der Erregung aus der Spitze des Penis quillt: Es regelt nicht nur den örtlichen pH-Wert, sondern verringert auch den Reibungswiderstand beim Eindringen des Penis in die Vagina (und nicht nur das). Nichtsdestotrotz benötigt man manchmal ein bisschen chemische Hilfe. Für neun von zehn Frauen machen ein paar Tropfen Gleitmittel den Sex viel leichter und lustvoller, als wenn man in einem zu »trockenen« Ambiente zur Tat schreitet: Das geht aus einer Studie von 2013 hervor, die im »Journal of Sexual Medicine« erschienen ist und in der 2451 Probandinnen zwischen 18 und 68 Jahren ihre Meinung kundgetan haben. Und auch das männliche Geschlecht ist nicht abgeneigt: Einigen Umfragen zufolge gestaltet sich eine feuchtere Penetration auch für viele Männer unbeschwerter und angenehmer. Ganz zu schweigen von Analsex-Fans. Was aber meinen wir genau, wenn von Gleitmitteln die Rede ist? Im Handel findet man drei verschiedene Kategorien, die nach ihren Hauptinhaltsstoffen unterschieden werden.

Auf Wasserbasis
Produkte dieser Art sind am weitesten verbreitet. Sie basieren, wie der Name schon sagt, großteils auf Wasser, was den Vorteil hat, dass sie nicht fetten, nicht verschmutzen, sich augenblicklich mit den Körperflüssigkeiten vermischen und äußerst sanft zu unseren empfindlichsten Körperteilen sind. Um die gelartige Konsistenz zu erreichen, werden üblicherweise Zellulose-Derivate verwendet. Dieser feine Staub bildet beim Kontakt mit Wasser eine Art Gitternetz (Matrix), in das sich die Wassermoleküle einbetten und so verhindern, dass das ganze Gebilde sofort zerfließt. Solche Gleitmittel sind für alle Körperregionen geeignet und werden manchmal sogar mit Süßstoffen oder Aromen angereichert (na los, ein bisschen Fantasie!).

Was sind die Einschränkungen? Sie trocknen recht schnell bei Luftkontakt, und wenn das Liebesspiel etwas länger andauert als geplant, müssen sie erneut aufgetragen werden (oder man muss sie ganz einfach mit etwas Spucke »wiederbeleben«). Und da sie wasserlöslich sind, ist ihre Anwendung vollkommen nutzlos, wenn die Leidenschaft einen in den Swimmingpool oder das offene Meer treibt.

Auf Ölbasis
Gleitmittel auf Ölbasis sind kompakter und cremiger als ihre wasserbasierten Verwandten, sie trocknen bei Luftkontakt nicht aus und eignen sich daher besonders in ausgedehnten Situationen. Für

die Masturbation sind sie optimal, aber in Verbindung mit Kondomen muss man sehr vorsichtig sein: Ihr Nachteil ist nämlich, dass sie Latex auflösen, was Präservative aus diesem Stoff rissig und durchlässig macht, mit einem Wort also: zwecklos. Das bekannteste Mittel aus dieser Familie ist Vaseline, eine Art Gelee, das aus raffiniertem Erdöl gewonnen wird und in zahllosen Industrieprodukten Anwendung findet, etwa in Seifen, Lotionen, Cremes und Deodorants.

Auf Silikonbasis
Hierbei handelt es sich um die jüngste Erfindung. Auf den ersten Blick könnte man sie mit wasserbasierten Gleitmitteln verwechseln, aber tatsächlich verfügen Gleitmittel auf Silikonbasis über ganz andere Eigenschaften. Sie sind nicht wasserlöslich, sie trocknen an der Luft nicht aus und schon eine winzige Menge genügt, um den Reibungswiderstand deutlich zu verringern. Perfekt sind aber auch sie nicht: Man darf sie nicht gemeinsam mit Gegenständen aus Silikon verwenden, da sie das Material beschädigen können.

Wie funktionieren verzögernde Produkte?
Sprays, Cremes und besondere Kondome, die für längere Lust sorgen sollen: Es gibt ein unüberschaubares Angebot von Präparaten, die beim Kontakt mit der Haut der vorzeitigen Ejakulation entgegenwirken wollen, also verzögernd oder *aktverlängernd* fungieren. Sie setzen dazu auf einen geringfügigen Anteil örtlicher Betäubungsmittel, die die Empfindlichkeit des Penis herabsetzen, sobald sie über die Schleimhaut aufgenommen werden. Einige dieser Stoffe, wie etwa Benzocain, Lidocain oder Prilocain, sind auch in bestimmten pharmazeutischen Produkten zur äußeren Anwendung enthalten, darunter Pomaden gegen Verbrennungen, Cremes gegen Juckreiz, Mittel gegen Verletzungen der Mundschleimhaut oder gegen Halsschmerzen. Bei manchen Männern führen sie zu einem übermäßigen Nachlassen der Empfindlichkeit und können so das sexuelle Lustgefühl deutlich verringern. Wen-

det man solche Mittel zudem ohne Kondom an, können sie ihre Wirkung auch beim Partner entfalten (was nicht gerade Sinn der Sache ist).

Man sollte sich auch bewusst machen, dass keines dieser Mittel Wunder wirkt: Den Versprechen der Werbung begegnet man besser mit gesunder Skepsis, und bevor man sich auf kostspielige Käufe dubioser Produkte einlässt, begibt man sich lieber in ärztliche Hände. Ganz abgesehen davon, dass auch ein funktionierendes aktverlängerndes Präparat keine dauerhafte Lösung des Problems darstellt – eines Problems, das, wie gesagt, in der überwältigenden Mehrheit der Fälle keine anatomischen Ursachen hat, sondern psychosoziale (wie etwa Leistungsdruck).

Ejakulation:
Wann ist sie wirklich »vorzeitig«?

»Ejaculatio praecox«, der *vorzeitige Samenerguss*, ist eine der am weitesten verbreiteten männlichen Sexualstörungen, und ihre Definition hat sich im Laufe der Zeit deutlich verändert, je mehr man über das Problem herausgefunden hat. Anfangs wurde die Ejakulation als vorzeitig bezeichnet, wenn sie innerhalb eines besonders kurzen Zeitraums nach Eindringen des Penis in die Vagina erfolgte (etwa eine bis drei Minuten). Heute erfasst dieser Begriff jedoch die Unfähigkeit, die Ejakulation angemessen und bewusst zu kontrollieren oder hinauszuzögern, ohne zeitliche Bestimmung. Sie betrifft etwa jeden dritten Mann und kann in jedem Alter zuschlagen: Sie stellt also keine Messlatte für die Leistungsfähigkeit im Bett dar, sondern kann auch handfeste Experten erwischen. Eine 1999 in den Vereinigten Staaten durchgeführte und anschließend im »Journal oft the American Medical Association« veröffentlichte Studie hat beispielsweise gezeigt, dass in einer Gruppe von etwa 2000 Testpersonen der Prozentsatz der Betroffenen in allen Altersschichten ungefähr konstant war: 30 % in der Altersgruppe zwischen 18 und 29 Jahren; 32 % zwischen 30 und 39 Jahren; 28 % zwischen 40 und 49 Jahren und 32 % im Alter zwischen 50 und 59 Jahren. In der überwältigenden Mehrheit der Fälle handelt es sich dabei um ein vorübergehendes Problem, das sich fast immer recht leicht beheben lässt. Es ist jedoch auch hier ratsam, Hilfe bei Fachleuten zu suchen, anstatt sich ohne deren Rat auf pharmazeutische und sonstige Produkte zu stürzen.

Speisen als Aphrodisiakum – ist das wahr?

Austern, Bananen, pikantes Essen: Die Speisekarte, die unsere Lust wecken soll, unsere Leistungsfähigkeit im Bett vervielfachen oder verlängern, ist im gesamten kulinarischen Panorama eine der reichhaltigsten. Ist da etwas Wahres dran? So traurig es auch sein mag, aber wer meint, den Verlauf des Abends aufheizen zu können, indem man sich an den Herd stellt und seinem Gegenüber eine leckere Köstlichkeit mit hohem erotischem Gehalt nach der anderen serviert, ist allem Anschein nach einer modernen Legende aufgesessen. Es liegen (leider) keine wissenschaftlichen Belege vor, die den Verzehr eines besonderes Gerichts mit einem Anschwellen des Begehrens in Verbindung bringen können. Und genauso wenig mit einer Potenzierung der sexuellen Lust. Weshalb also halten sich diese Überzeugungen so hartnäckig? In den meisten Fällen handelt es sich dabei um Geschichten, deren Wurzeln Jahrtausende zurückreichen. Nachfolgend eine kleine Zusammenschau der bekanntesten Aphrodisiaka und der Gründe für ihren zweifelhaften Ruhm.

Austern
Aber auch Venusmuscheln, Miesmuscheln und andere Meeresfrüchte. Es heißt, der große Liebhaber Casanova hätte, um sich auf Trab zu halten, bis zu 50 Stück zum Frühstück verzehrt. Und es kann kein Zufall sein, dass Aphrodite, die griechische Göttin der Schönheit und der Liebe (von deren Name sich der Begriff *Aphrodisiakum* ableitet), aus dem funkelnden Schaum des Meeres geboren wurde, gewiegt von der Muschelschale einer Auster. Was sollen diese kleinen Kreaturen bloß enthalten, um ihren Ruf

zu rechtfertigen? Vielleicht bestimmte Aminosäuren, die die Ausschüttung von Testosteron und Östrogenen bewirken, der Sexualhormone – das legen zumindest Beobachtungen von Tieren im Labor nahe. Aber, und das kann gar nicht genug betont werden, diese »Beweise« stehen noch auf sehr wackeligen Beinen. Im Moment lautet die wahrscheinlichste These bezüglich des Ursprungs dieses Mythos, dass schlicht das Aussehen dieser Weichtiere an die weiblichen Geschlechtsteile erinnert und es sich um eine sexuelle Anspielung handelt.

Schokolade

Die Vorstellung, dass Schokolade und ganz allgemein Kakao Leidenschaft und Romantik wecken könnten, ist tatsächlich schon sehr alt und scheint bereits in einigen Bräuchen der Maya und Azteken nachweisbar. Einerseits haben manche Untersuchungen eine Steigerung der Libido bei Frauen festgestellt, die regelmäßig eine gewisse Menge Schokolade zu sich genommen haben (im Vergleich zu Frauen ohne schokoladigen Speiseplan). Andererseits sind wir dennoch meilenweit von einem wissenschaftlichen Nachweis von Ursache und Wirkung entfernt.

Chili, Gewürze, scharfe Speisen

»Es brennt wie Feuer!«, wird der eine oder andere schon einmal ausgerufen haben – und zwar nicht im Schlafzimmer, sondern am Esstisch, zumal in Restaurants mit exotischer Küche. Pikante Speisen enthalten Moleküle (Chili etwa beinhaltet Capsaicin), die einen Hitze- oder Verbrennungsreiz auslösen können und manchmal zu einer Erhöhung des Herzschlags führen: physiologische Reaktionen, die eine gewisse Ähnlichkeit zum Verhalten unseres Körpers aufweisen, wenn wir lustvoll erregt sind. Das ist wahrscheinlich auch der Grund, weshalb wir Schärfe als Aphrodisiakum betrachten.

Bananen, Spargel, Möhren

Leugnen ist zwecklos: Obst und Gemüse, das eine längliche, zylindrische oder leicht gebogene Form aufweist, stellt seit Menschengedenken eine Anspielung auf den erigierten Phallus dar. Die chemische Zusammensetzung der Leckereien spielt dabei gar keine Rolle, allein ihr Äußeres ist der wesentliche Grund, weshalb sie für so viele als Aphrodisiaka gelten. Das eröffnet uns eine faszinierende Sichtweise: Das Maß dafür, wie sehr oder wenig ein Nahrungsmittel zu unserer Erregung beiträgt, könnte tatsächlich darin zu suchen sein, wie stark es uns beeinflusst und unsere Gedanken auf Sex lenkt. Anders gesagt: Ein bisschen wie beim Placebo-Effekt könnte es gar nicht so sehr darauf ankommen, ob eine Speise bestimmte Wirkstoffe enthält, sondern eher auf unsere ganz persönliche Überzeugung, dass es sich dabei um ein Aphrodisiakum handelt.

HIGH-TECH-BARRIEREN

Die Parole lautet: Schutz! Beteiligt sind verschiedenste Disziplinen, von den Materialwissenschaften bis hin zur modernsten Nanotechnologie. Was hat uns veranlasst, Vorkehrungen für »Safer Sex« zu entwickeln, und wie sind wir dabei vorgegangen? Wie entwickeln sich diese Hilfsmittel weiter, um sich immer besser an unsere Bedürfnisse und Vorlieben anzupassen? In diesem Kapitel wird ihre Geschichte vorgestellt und, wieso auch nicht, die eine oder andere Idee für die Zukunft.

EINE KURZE GESCHICHTE DES KONDOMS

Er ejakulierte Schlangen, Skorpione, riesige Tausendfüßler, und alle Frauen, mit denen er schlief, mussten sterben. Bevor er mit seiner Gattin ins Bett ging, führte er ihr daher die Blase einer Ziege ein, in die er dann seine gefährliche Flüssigkeit ergoss. So lautet eine der vielen Varianten des antiken Mythos um Minos, den sagenumwobenen König von Kreta, und obwohl das eine ziemlich schauerliche Geschichte ist, bietet sie doch einen möglichen Beleg dafür, wie alt die Idee sein muss, mit einer physischen Barriere zwischen den Genitalien die Übertragung schädlicher Organismen zu unterbinden. In Wahrheit könnte eine der frühesten Formen des Präservativs in der Menschheitsgeschichte schon Jahrtausende zuvor existiert haben: nämlich das prähistorische Kondom auf dem Penis einer der Figuren der Felsmalereien von Les Combarelles, in Frankreich, die 10 000 – oder sogar 13 000 – Jahre vor Christi Geburt entstanden sind.

Von den Hüllen aus der Blase oder den Häuten von Tieren bis hin zu Kappen aus Materialien wie Papier, Leinen oder Papyrusblättern – verschiedenste rudimentäre Vorrichtungen durchziehen die Geschichte der alten Ägypter, der Römer, aber auch die untergegangenen Zivilisationen des Fernen Ostens in ihren Versuchen, Epidemien wie Pest oder Syphilis Einhalt zu gebieten oder die Empfängnis zu verhindern.

Für »modernere« Kondome müssen wir die industrielle Revolution abwarten, während derer Charles Goodyear (ja, derselbe, der seinen Namen auch einer bekannten Reifenmarke verliehen hat) als Erster den Vulkanisationsprozess von Gummi in die Tat umsetzte. Indem er Schwefel und Naturkautschuk erhitzte und miteinander vermengte, gelang Goodyear die Herstellung eines elastischen, haltbaren und gleichzeitig extrem formbaren und widerstandsfähigen Stoffs, der ab 1850 die Produktion einer (abwaschbaren) Schutzhaube für den Penis ermöglichte, und das im großen Stil. Sie hatte große Ähnlichkeit mit dem aufblasbaren Schlauch, den wir bis heute im Reifen unseres Fahrrads wiederfinden können, erfreute sich aber größter Beliebtheit.

Und das klassische Latexkondom, das wir heute verwenden? Es wurde erst im anbrechenden 20. Jahrhundert entwickelt und fand dann nach dem Zweiten Weltkrieg in der westlichen Welt Verbreitung als Verhütungsmittel. Einen regelrechten Boom erfuhr es ab den achtziger Jahren als Schutz vor den sogenannten STDs, den sexuell übertragbaren Krankheiten (vom englischen *Sexually Transmitted Disease*), insbesondere mit der Verbreitung und dem zunehmenden Wissen um AIDS (*Acquired Immune Deficiency Syndrome*) und HIV (*Human Immunodeficiency Virus*), dem Virus, der für die Erkrankung verantwortlich ist.

Das Kondom verhindert nicht nur, dass (bei vaginalem Verkehr) das Sperma den Weg Richtung Befruchtung einschlägt, sondern es sorgt auch dafür, dass die Sekrete und Schleimhäute der Protagonisten einer solchen intimen Begegnung (vaginal, aber auch anal) voneinander getrennt bleiben, was den Austausch von Flüssigkeiten wie Blut und eventuellen Erregern unmöglich machen soll. Bis heute bleibt es die einzige Barriere, die das Ansteckungsrisiko von sexuell übertragbaren Erkrankungen verringern kann. Nicht nur was AIDS betrifft, sondern auch bei Hepatitis B, Syphilis, Gonorrhö, Genitalherpes, Chlamydien (wie auch Ebola und dem Zika-Virus) wird die Verwendung eines Kondoms aufs nachdrücklichste empfohlen, besonders mit Gelegenheitspartnern. Der Gebrauch könnte einfacher nicht sein: Mann braucht das Kondom nur bei bestehender Erektion und vor dem Eindringen von der Spitze bis zur Wurzel des Penis abzurollen, fertig. Trotzdem praktiziert kaum jemand »Safer Sex«: Schätzungen zufolge verwenden weniger als 5 % der männlichen Bevölkerung weltweit Kondome. Die Folgen sind unter anderem zweieinhalb Millionen neue (diagnostizierte) HIV-Infektionen pro Jahr, vor allem in ärmeren Gegenden (wie Subsahara-Afrika) – an Orten also, wo eine AIDS-Erkrankung in den meisten Fällen aufgrund der hohen Kosten einer antiretroviralen Therapie einem Todesurteil gleichkommt.

DAS KONDOM DER ZUKUNFT

Neben dem Werben für »Safer Sex«, besteht heute eine der größten Herausforderungen für die Forschung im Bereich der intimen Gesundheit sicherlich im Entwerfen des Kondoms der Zukunft. Es sollte einen geringeren Preis haben bei größerer Verfügbarkeit, einfacher zu verwenden, sicherer und widerstandsfähiger sein, dünner, unsichtbar und nicht zu spüren – anders gesagt, es sollte ein Hilfsmittel sein, das alle Einschränkungen und sämtliche Eigenschaften überwindet oder zumindest verbessert, die für unser Misstrauen ihm gegenüber und für seine spärliche Verwendung emblematisch geworden sind.

Die hierbei am häufigsten eingeschlagene Strategie besteht darin, das Kondom zu revolutionieren, indem man beim Rohstoff ansetzt. Die Rede ist dabei nicht bloß von Polyurethan, Teflon und Polyisopren, die alle bereits verwendet werden, um beispielsweise all jenen entgegenzukommen, die unter einer Latex-Allergie leiden. Es geht vielmehr um ambitioniertere Alternativen, die sich die neuesten Erkenntnisse aus der Chemie und den Materialwissenschaften zunutze machen, aber auch aus der Nanotechnologie, also der Wissenschaft, die die Materie im Bereich der Nanometer unter die Lupe nimmt (zwischen 1 und 100 Milliardstel Meter). Das ist die Richtung, die beispielsweise die Projekte der Bill & Melinda Gates Foundation vor ein paar Jahren eingeschlagen haben: elf verschiedene Strategien, die jeweils mit 100 000 Dollar gefördert wurden.

Darunter befand sich auch die Entwicklung eines Kondoms aus Graphen, das dünner, aber gleichzeitig um ein Vielfaches widerstandsfähiger und elastischer sein sollte als alle, die bisher erdacht wurden. Was ist Graphen? Es handelt sich dabei um das stärkste Material, das der Mensch jemals entwickelt hat, mindestens 200-mal stabiler als Stahl. Es besteht aus einer einzigen Schicht aus Kohlenstoffatomen, die in einer Gitternetzstruktur angeordnet sind, und ist gleichzeitig auch das leichteste (ein Quadratmeter wiegt nur 0,77 Tausendstel Gramm) und dünnste Material, das uns bekannt ist. Wie dick ist es? Jedes einzelne unserer Haare ist mindestens eine Million Mal dicker. Diese Eigenschaften sind derart überwältigend, dass seine Entdecker, Andre Geim und Konstantin Novoselov, im Jahr 2010 mit dem Nobelpreis für Physik ausgezeichnet wurden.

Das Graphen-Kondom ist bislang noch nicht realisiert worden, aber dem Forscherteam der Nano-Functional Materials Group der University of Manchester, die das Projekt leitet, ist es bereits gelungen, Formeln für verstärkte elastische Beschichtungen zu entwickeln, bei denen Graphen als *filler* verwendet wird: ein regelrechtes Geflecht, das in Verbindung mit unterschiedlichen Gummiarten (die als Matrix fungieren) außergewöhnliche mechanische Eigenschaften ermöglicht. Verbundstoffe dieser Art interessieren natürlich nicht nur Hersteller von Kondomen. Sie könnten vielmehr in allen erdenklichen Bereichen Anwendung finden: bei Beschichtungen, bei Behältern, bei der Herstellung von Prothesen ebenso wie bei Sportgeräten und Transportmitteln.

Eine weitere äußerst innovative Idee auf dem Gebiet kommt direkt von der University of Wollongong in Australien und will Kondome herstellen, die zu 100 % aus Gel bestehen. Wieso? Um die Zusammensetzung des Präservativs derart natürlich zu gestalten und der äußeren Beschaffenheit unserer Genitalien so ähnlich, dass wir das Kondom nicht länger benutzen »müssen«, sondern ganz im Gegenteil ganz wild darauf werden, es verwenden zu wollen, weil es die Penetration noch eine Spur verführerischer macht. Die Wissenschaftler versuchen derzeit, verschiedene Arten von Hydrogel (ein auf Wasser basierendes Gel) herzustellen, bei denen die Maschen eines Polymers, wie regelrechte Fallen, die Moleküle der Flüssigkeit geradezu gefangen nehmen, und zwar bis zu 99 % des Gesamtvolumens oder noch mehr. Diese Stoffe sind meistens transparent und biokompatibel, weshalb sie bereits in einigen weitverbreiteten Anwendungsbeispielen eingesetzt werden, wie

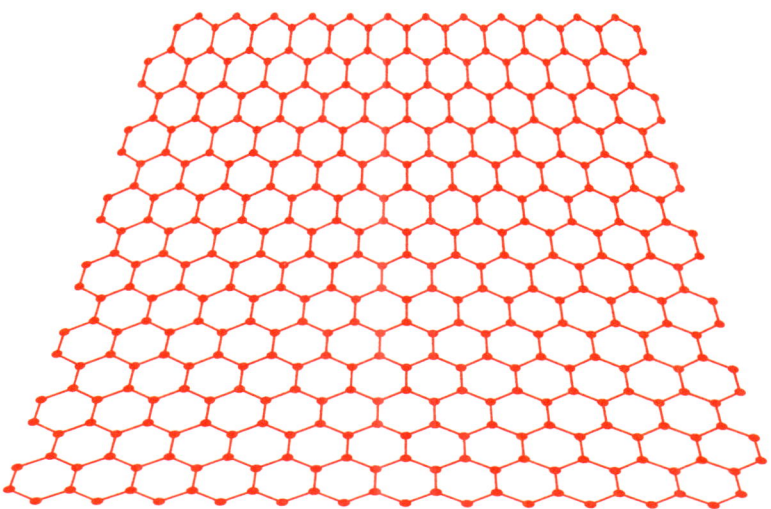

Abbildung 34 Die Struktur von Graphen: Die Kugeln stellen Kohlenstoffatome dar, die Striche stehen für die Verbindung zwischen ihnen.

etwa Kontaktlinsen. Ihr Schwachpunkt ist jedoch die mangelnde Widerstandskraft, die bisher die Einsatzmöglichkeiten beschränkt hatte, gerade was die Verwendung als biologische Barriere angeht, die ein Kondom nun einmal sein muss.

Der nächste Schritt nach vorne, den das Geldom-Team (so der Name des Projekts, zusammengesetzt aus *Gel* und *Condom*) vollbracht hat, besteht nun genau darin, eine Gruppe von Hydrogels ausgemacht zu haben, die endlich die benötigte Robustheit aufweisen und in der Lage sind, einen feuchten und glitschigen Film zu bilden, der gleichzeitig jedoch elastisch und flexibel bleibt. Und der Schutzfaktor? Er ist den Wassermolekülen zu verdanken, die so sehr untereinander verschränkt sind, dass weder Bakterien, Viren noch Spermien sich erfolgreich einen Weg hindurch bahnen können. Kondome aus Hydrogel fühlen sich nicht nur vollkommen anders an als Gummiprodukte, sie können darüber hinaus auch vollkommen unsichtbar sein. Außerdem könnten sie erstmals die kontrollierte Abgabe bestimmter Wirkstoffe in ihrem Inneren ermöglichen, wie etwa ejakulationsverzögernder oder erektionserhaltender Pharmaka. Genauso gut aber auch stimulierende oder die Gleitfähigkeit erhöhende Stoffe nach außen, die also für den Empfänger der Penetration gedacht sind.

Der Mythos von Coca-Cola als Verhütungsmittel

»Stimmt es, dass man nicht schwanger werden kann, wenn man sich nach dem Sex den Intimbereich mit Coca-Cola auswäscht?«

Obwohl dieses Gerücht seit Jahrzehnten im Umlauf ist und das beliebte Getränk als todsicheres Spermizid anpreist, ist längst bewiesen worden, dass weder Coke noch Pepsi gegen ungewollte Schwangerschaften helfen.

Wieso hätte das überhaupt funktionieren sollen? Der Mythos beruft sich auf die kombinierte Wirkung der Inhaltsstoffe (insbesondere derer mit hohem Säuregrad) mit dem »Bonus« der sprudelnden Kohlensäure, wenn man die Flasche vor dem Öffnen schüttelt. Dass das absolut nicht funktioniert, hat eine Reihe von Laboruntersuchungen nachgewiesen, die seit den 1980er Jahren durchgeführt wurden und ergaben, dass die Bewegungsfähigkeit der Spermien trotz der berühmten Softdrinks nicht wesentlich beeinflusst wurde (auch nicht in ihren *light*- und koffeinlosen Varianten). Ohne damit den vielen jungen Frauen zu nahe treten zu wollen, die in den fünfziger und sechziger Jahren – als Verhütungsmittel leider noch nicht so verbreitet waren wie heute – ihr ganzes Vertrauen in diese Methode gesetzt haben, von der man sich tunlichst fernhalten sollte.

Sex und Menstruation

Was tun, wenn es einen ausgerechnet dann überkommt, wenn man seine Tage hat? Gar kein Problem, sagt die Wissenschaft. Das hat möglicherweise sogar Vorteile: Die Kontraktionen der Beckenmuskulatur während des Sex erhöhen die Effizienz, mit der das Blut in den darauffolgenden Stunden ausgestoßen wird, wodurch sich wiederum die Dauer der Menstruation verkürzt. Außerdem kann (wir erinnern an Kapitel 1) der schmerzlindernde Effekt des Orgasmus die Menstruation erträglicher machen. Man sollte dennoch den einen oder anderen Hinweis beachten.

Es ist vor allem nicht ausgeschlossen, dass man auch während der Menstruation einer Schwangerschaft entgegensehen könnte: Obwohl der Menstruationszyklus vorsieht, dass Eisprung und Blutung in unterschiedliche Wochen fallen, liegt die Wahrscheinlichkeit für eine Empfängnis, gerade bei Personen mit sehr kurzen und unregelmäßigen Zyklen, nicht bei null. Sowohl die Eizelle als auch das Spermium bleiben einige Tage im Körper der Frau am Leben – was, wenn sie sich doch begegnen? Es ist also gar nicht verkehrt, wie während des ganzen restlichen Monats auch, Verhütungsmittel zu verwenden, wenn man ungewollte Schwangerschaften verhindern möchte.

Wie geht man beim Sex mit der Blutung um? Ganz sicher nicht, indem man einen Tampon verwendet! Der könnte nämlich tatsächlich zu weit ins Innere geschoben werden, mit unangenehmen Folgen. Wer sich absolut auf Hilfsmittel verlassen will, um einen Blutaustritt zu vermeiden – was aber absolut nicht notwendig ist –, kann zu Menstruationstassen greifen (nicht den auswaschbaren aus Silikon, sondern den Einwegversionen); darüber hinaus arbeiten einige Firmen an alternativen Lösungen für diesen konkreten Bedarf, die in naher Zukunft auf den Markt kommen könnten.

Man darf jedoch nicht vergessen, dass das alles keine Verhütungsmittel sind und es sich genauso wenig um Barrieren gegen sexuell übertragbare Krankheiten handelt. Einigen wissenschaftlichen Studien zufolge besteht auch ein gewisses Risiko, dass in diesen Tagen der weibliche Sexualapparat anfälliger für bakterielle Infektionen sein könnte. Eine ganze Reihe an Gründen also, immer zum Kondom zu greifen.

EXTREMER SEX

Was ist der merkwürdigste Ort,
an dem es einen reizen könnte, »es« zu tun?
In diesem Kapitel erforschen wir extremen Sex
in all seinen Varianten: an den Rändern der Welt,
verbotenen Substanzen ausgeliefert, mit ganz
und gar nicht romantischen Praktiken.
Gut festhalten!

EXTREME ORTE

Sex im Weltraum, geht das?

Wir sehen sie in Großaufnahme, während sie abheben, wir lesen ihre Tweets, während sie zwischen den Instrumenten der Internationalen Raumstation (ISS) umherschweben, sie lassen uns an der Durchführung ihrer Experimente teilhaben – aber haben die Astronauten während ihrer Missionen auch Sex im Namen der Wissenschaft? Ändert sich irgendetwas, wenn man »es« in der Schwerelosigkeit tut? Was, wenn es gesundheitsschädlich sein sollte? Vielleicht haben wir es auch Filmen und Büchern aus dem Bereich der Science-Fiction zu verdanken, dass sich so viele offene Fragen um Zärtlichkeiten im Weltraum drehen. Aber schön der Reihe nach.

Nein, das sei vorausgeschickt, es gibt keine offiziellen Untersuchungen zu diesem Thema, und genauso wenig lassen sich Aufzeichnungen über autorisierten Geschlechtsverkehr zwischen Besatzungsmitgliedern auffinden, geschweige denn zu wissenschaftlichen Zwecken, weder in Spaceshuttles oder Sojus-Kapseln noch auf der ISS. Wer von einer entsprechenden NASA-Studie gehört haben will, die sich mit den besten Stellungen für die schwerelose Fortpflanzung befasst, ist einer Ente aufgesessen, die seit nunmehr 20 Jahren durch das Internet geistert: Die (reale) Mission, mit der sie angeblich zusammenhängt, bestand nur aus Männern, was die Fortpflanzung denkbar schwierig macht.

Natürlich haben wir keine Möglichkeit herauszufinden, ob Mark Lee und Jan Davis, die als erstes Ehepaar gemeinsam im Weltraum gearbeitet haben, nicht auch die Zeit für etwas intime Zweisamkeit gefunden haben. Aber ganz allgemein – so hat es zumindest der sowjetische Kosmonaut Aleksander Laweikin ohne viel Umschweife ausgedrückt – beschränkt sich Sex im Orbit höchstens auf ein bisschen Handarbeit.

Und was lässt sich zu den biologischen Fragen in Ermangelung der Schwerkraft sagen? Funktioniert alles genauso wie auf der Erde? Hier muss zunächst einmal die Bühne freigegeben werden für den finsteren Alarm, der vor einiger Zeit auf bestimmten Websites und in bestimmten Zeitungen ausgelöst wurde, als sie von einer neuen haarsträubenden Studie berichteten: »Sex im Weltraum kann tödlich sein« – noch ein Ammenmärchen, dem jedoch viele zum Opfer gefallen sind. In Wahrheit ging es bei der betreffenden Studie nur um die Auswirkung von Schwerkraftveränderungen auf einige Zellvorgänge, die mit der Fortpflanzung zusammenhängen – bei Pflanzen! Ganz recht, nichts weiter als eine botanische Untersuchung, die von den Medien falsch interpretiert wurde. »Das größte Risiko bestünde wohl darin, sich den Kopf zu stoßen«, so lautete der abschließende Kommentar der beteiligten Forscher.

Aber schauen wir uns einmal die logistischen Fragen an. Viele sind davon überzeugt, dass, rein mechanisch betrachtet, die fehlende Schwerkraft Stellungen und Bewegungen ermöglicht, die man auf der Erde niemals ausführen könnte. Auch hier lauert leider eine Enttäuschung, da in Wahrheit gerade der Mangel an einer Kraft, der die Körper auf einer Oberfläche festhält, die ganze Angelegenheit um einiges komplizierter machen würde. Man müsste sich während des Beischlafs irgendwo festbinden oder sich zumindest innigst aneinanderklammern. Zu allem Überfluss neigt der Blutdruck da oben dazu, nachzulassen, was es für den »diensthabenden« Mann noch anstrengender gestalten könnte. Ganz zu schweigen davon, dass man sich im Orbit ein wenig so fühlt wie in einer Waschmaschine während des Schleudergangs: Die Gefahr, von Übelkeit gebeutelt zu werden, droht jederzeit.

Sex (und Lügen) auf offenem Meer

Sie und er, die Brandung, die Brise, das Verlangen, indiskrete Blicke und der Wunsch, sich davor zu verbergen. Und so haben die beiden schließlich Sex im Wasser, inmitten der Wellen. Keiner hätte es bemerkt, wenn das Nachspiel nicht, gelinde gesagt, peinlich gewesen wäre: Dank der Komplizenschaft des »Saugnapf-Effekts« kann er seinen Penis anschließend nicht aus ihr herausziehen, und das Pärchen ist gezwungen, am Strand nach Hilfe zu suchen, bis es schamhaft mit einem Handtuch bedeckt und im Krankenwagen flugs in die Notaufnahme gebracht werden kann. Die glücklicherweise sofortige Hilfe besteht in einer Injektion, die normalerweise Gebärenden vorbehalten ist und durch eine Entspannung der Gebärmuttermuskulatur den beiden Liebenden gestattet, auseinanderzugehen. Soweit die tragikomische Geschichte eines italienischen Liebespaars, die es bis in die internationale Klatschpresse geschafft hat und sicher zahlreiche heiße Gemüter auf Stränden weltweit hat abkühlen lassen – und doch ist es in Wahrheit nur eine weitere Zeitungsente.

Das bestätigt nicht zuletzt die Tatsache, dass der angebliche »Effekt«, dem die Verhakung zugeschrieben wird (und zu dem aus keinem Krankenhaus rund um den Globus Meldungen vorliegen), in der Forschungsliteratur gänzlich unbekannt ist. Außerdem, so heißt es aus der medizinischen Ecke, sei er auch aus anatomischer Sicht unmöglich. Vornehmlich weil die Vagina unglaublich elastisch ist und gar nicht in der Lage wäre, die Wirkung einer furchterregenden Falle zu entfalten; zum anderen braucht der Penis, wie wir bereits in einem früheren Kapitel gesehen haben, nur ein paar Sekunden, um wieder in den erschlafften »Ruhezustand« zurückzukehren und drastisch an Volumen zu verlieren, sobald die Erregtheit ihren Zenit überschreitet. Ein weiteres beunruhigendes Detail: Was bitte hat ein Medikament, das die Gebärmutter weiten soll, mit einem stecken gebliebenen Penis zu schaffen?

Und dennoch ist das Ammenmärchen von den verhakten Liebhabern auch in seiner Festlandvariante weit verbreitet, in der also gar kein Wasser vorkommt. In dieser Version wird das Unglück gerne einer plötzlichen und heftigen Kontraktion der weiblichen Muskulatur zugeschrieben, die jedoch Fachleuten zufolge während des Beischlafs ziemlich unwahrscheinlich wäre und höchstens noch vor der Penetration auftreten könnte, was die ganze Angelegenheit undurchführbar machen würde. Allerdings gibt es eine belegte Ausnahme, und zwar wenn das leidenschaftliche Pärchen aus Hunden besteht. In diesem Fall ist es nach Aussage von Fortpflanzungsexperten gar nicht so unwahrscheinlich. Weshalb? Die Ursachen sind anatomisch und hängen eng mit der Morphologie der inneren Genitalien unserer vierbeinigen Freunde zusammen. Zu unserem Glück, möchte man sagen.

Die Liebe in Zeiten der
Self-driving cars

Die einen ziehen den Lidstrich nach, die anderen chatten auf WhatsApp, wieder andere lesen die Zeitung – und garantiert klappt irgendwer die Sitze zurück und gibt sich einer gewagteren Tätigkeit hin, bevor man am Ziel ankommt. Die Rede ist von *Self-driving cars*, den neuesten Gefährten, die dank Autopilot praktisch von selbst fahren und somit zum nächsten Schauplatz hastiger Liebesakte werden könnten. An Gelegenheiten wird es wohl nicht mangeln, rechnen die Vorhersagen bis 2020 doch mit rund 10 000 000 Vehikeln auf unseren Straßen.

Selbst wenn wir das Problem obszöner Handlungen in der Öffentlichkeit außer Acht lassen, könnte diese Form des Zeitvertreibs einen hohen Preis fordern, was die Sicherheit auf den

Straßen angeht. Warum? Die automatischen Autos, die wir bisher entwickelt haben, sind noch nicht zu 100 % unabhängig, und bei Gefahr ist es unerlässlich, dass der Fahrer unverzüglich die Kontrolle übernehmen kann und folglich die ganze Zeit über aufmerksam bleibt. Ein paar Experten für Verkehrssicherheit zeigen sich schon jetzt sehr besorgt und warnen längst: Solange unsere selbstfahrenden Autos nicht perfekt sind, müssen wir Versuchungen dieser Art widerstehen.

EXTREME SUBSTANZEN

Chemsex, Doping im Bett

Heftige Drogen und Psychopharmaka, die zusammen eingenommen werden, um eine sexuelle Grenzerfahrung zu erleben: Das ist das Konzept von *Chemsex,* so der englische Begriff für »chemischen Sex«, einer neuen und gefährlichen Extremform der Erotik, in der Mephedron, Crystal Meth und psychoaktive Substanzen wie Gamma-Hydroxybuttersäure (GHB) und Gamma-Butyrolacton (GBL) das Sagen haben.

Wieso sollte man unter dem Einfluss solcher Substanzen Sex haben wollen? Weil diese Moleküle wirkungsvolle Stimulanzien für den Herzmuskel darstellen, den Blutdruck in die Höhe schießen lassen, Euphorie und Entspannung hervorrufen, die Hemmschwellen niederreißen und das sexuelle Verlangen steigern: Kurz gesagt handelt es sich um einen Drogencocktail, der als Katalysator für hemmungslosen, wiederholten und lang anhaltenden Sex mit den unterschiedlichsten Partnern fungieren kann. Über Stunden, ganze Nächte oder sogar Wochenenden hinweg.

Und was ist der Preis? Zunächst die Konsequenzen, die ganz allgemein mit bestimmten Drogen einhergehen: die Wahrscheinlichkeit, eine starke körperliche und/oder psychische Abhängigkeit zu entwickeln; Paranoia, Psychosen, Angstzustände und suizidale Tendenzen; die Wiederverwendung infizierter Spritzen, das Risiko einer Überdosis, die Vermischung mit Alkohol, bis hin zu Koma oder Tod. Darüber hinaus sämtliche Gefahren, die ein rückhaltloser, unkontrollierter Marathon sexueller Begegnungen mit sich bringt: das Risiko, Opfer von Missbrauch zu werden, oder sich durch ungeschützten Sex Infektionen wie HIV oder Hepatitis C auszusetzen. Aber auch tagelang nicht genügend zu trinken, zu essen, zu schlafen, mit den unausweichlichen negativen Folgen für den Organismus.

Von diesem Trend beunruhigt, hat eine Expertengruppe aus Großbritannien (wo sich das Phänomen in den letzten Jahren besonders ausgebreitet hat) den *Chemsex* ins Scheinwerferlicht gezerrt, und zwar im »British Medical Journal«, einer der wichtigsten Fachzeitschriften im Bereich der medizinischen Forschung und des Gesundheitswesens. Der 2015 veröffentlichte Bericht mahnt, das Phänomen nicht zu unterschätzen, sondern es im Gegenteil gründlich zu studieren und die Fachleute auf den Umgang damit vorzubereiten – um zu verhindern, dass es sich zu einem handfesten Gesundheitsproblem ausweitet. Aber auch um zu vermeiden, dass die Praktik und ihre Anhänger mit einem neuen Stigma belegt werden.

Dirty talking und *spanking*: importierte Neologismen

»Dreckig reden«, also das Aussprechen von unanständigen, obszönen, ja sogar vulgären Dingen: Das verbirgt sich hinter *dirty talking*, der hochgradig erotischen Kommunikation vor dem oder während des Geschlechtsakts. Weshalb sollte man so etwas tun? Mit ziemlicher Sicherheit, weil es die Fantasie anregt, gegen Tabus verstößt, um aus dem Gewohnten auszubrechen und bewusst die eigenen Hemmungen abzulegen. Auch wenn es Wissenschaftlern zufolge andere, tieferliegende Gründe geben könnte. Nehmen wir beispielsweise einmal die Regionen der Hirnrinde unter die Lupe, die aktiviert werden, wenn wir Ausdrücke dieser Art wispern oder zugeflüstert bekommen. Einige davon stimmen mit denen überein, die auch am Erleben bestimmter Dinge aus erster Hand beteiligt sind (wie beispielsweise Sex), etwa der Hypothalamus und die Amygdala.

Und *spanking*? Dabei handelt es sich um ein erotisches Spielchen, bei dem man dem Partner den (meist entblößten) Hintern versohlt, sei es mit den Händen oder mit eigens dafür vorgesehenen Gegenständen, um den anderen sexuell zu erregen, aber auch sich selbst. Viele greifen beim Sex darauf zurück, und in einigen Fällen hängt es Wissenschaftlern zufolge mit der Erinnerung an Erfahrungen zusammen, in denen sich Lust mit Schmerz vermengt hat, vielleicht bei elterlichen Bestrafungen während der Kindheit. Aber auch aus psychologischer und kultureller Sicht gestaltet sich die Angelegenheit äußerst komplex und muss erst noch gründlich erforscht werden. Es gibt auch eine rein körperliche Erklärung: Während des Geschlechtsakts den Hintern versohlt zu bekommen kann schon rein anatomisch betrachtet Lust erzeugen, da es den Blutstrom zum Genitalbereich fördert und so möglicherweise die Erregung erhöht.

Manche mögen's »trocken«

Man nennt es *dry sex*, wörtlich übersetzt also »trockenen« Sex. Dabei handelt es sich um eine Praxis, die (soweit wir wissen) in einigen Kulturkreisen in Subsahara-Afrika verbreitet ist und bei der die Frau ihre Genitalien mit lauwarmem Wasser, mit bestimmten Seifen oder Kräuterprodukten auswäscht, um vor der Penetration möglichst alle Vaginalsekrete zu entfernen.

Das Fehlen der Lubrikation soll meist den Zweck erfüllen, dem Mann ein stärkeres Empfinden von Enge und Umhüllung zu geben, auch wenn man nicht ausschließen kann, dass der Brauch in vielen Fällen dem Willen der Frau entspringt, ihre eigene Erregung zu verbergen, die in manchen Kulturen nicht gern gesehen ist.

Wir wissen nicht viel darüber, wie »trockener Sex« mit Lust und Orgasmus zusammenwirkt, aber es ist sehr wahrscheinlich, dass der intime Kontakt ohne Flüssigkeiten den Geschlechtsverkehr schmerzhaft macht und Verletzungen der Schleimhäute nach sich ziehen kann. Auch macht er die Verwendung eines Kondoms schwierig, wenn nicht unmöglich, und führt schnell zu Beschädigungen. Beides Faktoren, die das Risiko einer HIV-Infektion erhöhen und ganz allgemein die Verbreitung sexuell übertragbarer Krankheiten.

EXTREME MENGEN: WAS IST SEXSUCHT?

Die Skandalblätter trumpfen regelmäßig mit der Meldung auf, dass wieder einmal irgendein Star an die Öffentlichkeit getreten ist und sich zu seiner *sex addicition* bekannt hat, also der Abhängigkeit von Sex, als handelte es sich um eine Droge. Zwischen Klatsch, Tratsch und Dementi sind die wohl bekanntesten Fälle die des Golf-Weltmeisters Tiger Woods oder von Filmikonen wie Michael Douglas oder dem Serien-Star David Duchovny, Hauptdarsteller von *Akte-X* oder, passenderweise, *Californication*. Aber was weiß man wirklich über diese Sexsucht? Kann man tatsächlich zum »Sex-Junkie« werden? Drei Fragen und ihre Antworten.

Ist Sexsucht, oder Hypersexualität, eine echte Krankheit?

Diesbezüglich besteht in der Wissenschaft noch keine Einigkeit, weshalb Sexsucht auch nicht im DSM 5 auftaucht, der aktuellsten Auflage des *Diagnostischen und Statistischen Manuals Psychischer Störungen*: Es stellt eine Art Vademecum für Therapeuten und Wissenschaftler dar, in dem psychische Störungen klassifiziert werden. Erst in den letzten Jahren haben einige Studien zum menschlichen Gehirn Mechanismen ausmachen können, die womöglich mit einem solchen Verhalten zusammenhängen: Anomalien des Frontallappens, der Amygdala, des Hippocampus, des Hypothalamus und allgemein der Areale, die mit dem Belohnungssystem zusammenhängen. Aber die diesbezüglichen Daten sind bisher unzureichend, um allgemeine Schlüsse zu ziehen.

Wann ist es wirklich »zu viel«?

Es liegen keine Zahlen vor, keine Dauer und keine Häufigkeit, um zu definieren, ob die angestrebte »Menge« an Sex angemessen, oder besser gesund, ist – oder ob wir bereits Opfer einer ausgearteten Situation sind. Wir sollten uns fragen: Haben wir ein derart unkontrollierbares Bedürfnis nach Sex (auch gedanklich), dass es uns Stress und körperliches Unwohlsein verursacht oder sich negativ auf unsere Gewohnheiten auswirkt? Führt es objektiv betrachtet zu einer Beeinträchtigung unserer Arbeit, gefährdet es vielleicht unser Eheleben, entfremdet es uns von Freunden oder beeinflusst es unsere Interessen negativ? Manche Menschen konsumieren beispielsweise ein übertriebenes Maß an pornografischem Material oder geben sich ganz der Selbstbefriedigung hin, mit extremer Beharrlichkeit und an den unpassendsten Orten.

Kann man sie unter Kontrolle halten? Und wenn ja, wie?

Die Behandlung einer möglichen Sexsucht ist gezwungenermaßen eine sehr individuelle Sache. Potenzielle Hilfe bieten Psychotherapie, Selbsthilfegruppen (am Beispiel der Anonymen Alkoholiker) und in manchen Fällen auch die Verschreibung von Medikamenten wie Antidepressiva oder Stimmungsstabilisierern. Allerdings macht es der Mangel an belastbaren Daten unmöglich, von einer tatsächlichen Heilmethode für dieses spezifische Problem zu sprechen: Es handelt sich um ein Forschungsgebiet, in dem viele Aspekte noch nicht ausreichend untersucht sind und die Wissenschaft noch einiges zu leisten haben wird.

DANKSAGUNG

Ein Danke an die Menschen von Codice Edizioni, die mir in diesem Unterfangen zur Seite gestanden haben: an Stefano Milano für seine Professionalität und seinen Enthusiasmus, an Enrico Casadei für seinen klinischen Blick, an Francesco Rossa, der stets bereit ist, jedes schiefe Wort und Komma geradezubiegen, an Alessandro Damin für die nicht gerade einfachen Illustrationen.

Dank gebührt auch den Freunden und Kollegen in den Wissenschaften und dem schreibenden Metier, die mit einer Information, einem Interview oder einer kritischen Lektüre die Umsetzung dieses Projekts vorangetrieben haben. Im Einzelnen: Andrea Gentile, Raffaella Rumiati, Giorgia Silani, Roberta Rossi, Marco Ferrari, Matteo Griggio, Andrea Pilastro, Robert Refinetti, Davide De Santo, Massimo Sandal, Francesco Bilotta. Und Maurizio Pesce für seine Geduld.

Dieses Buch wäre jedoch nicht möglich gewesen ohne die Unterstützung all jener, die es auch in Anbetracht meiner verrückteren Ideen immer verstehen, mich davon zu überzeugen, dass es gelingen wird. Meiner Schwester Giulia Pace, einer starken und aufrichtigen Verbündeten bei allen Herausforderungen des Lebens. Meinen Eltern, Neva Sudero und Giuseppe Pace, die mich immer angetrieben haben, mein Bestes zu geben. Und auch Glenda Giordano, Elisa Sinuello, Caroline Ahad Hadad, Najada Xhindoli, Dania Movia und Sharon Supekar, die (»auf ihre eigene Art«, cit.:)) in der Lage sind, mich ihre Zuneigung auch aus der Ferne spüren zu lassen. Vor allem jedoch Adrian Ostric, der mich jeden Tag aufs Neue mit seiner brillanten Neugier anzustecken vermag.